LA MÉTHODE MÉZIÈRES

un concept révolutionnaire

MAL DE DOS ET MALFORMATIONS NE SONT PLUS UNE FATALITÉ

DANS LA MÊME COLLECTION

L'automédication, peut-on être le médecin de soi-même ?
Dr Jean Pouillard, Joany Vayssette
Bien nourrir les enfants de la génération soda
Rachel Frély et Josette Lyon
Ces hormones qui vous détraquent ou vous guérissent
Dr Hubert Sacksick
Dyslexie
Geneviève Dansette, Monique Plaza
Euthanasie, vous avez demandé une loi ?
Dr Antoinette Chanu
Le guide des analyses médicales à l'usage des patients
Pierre Kamoun
Le guide du consommateur bio
Rachel Frély
Le guide de l'écocitoyen
Dr Catherine Faber et Marie-Françoise de Pange-Talon
Hémorroïdes, MST et autres maladies anales
Drs Claude Altman et Marion Lagneau
L'hypnose qui soigne
Dr Jean-Marc Benhaïem
Je participe à ma guérison
Françoise Colombo
Maigrir, spécial enfants
Dr Patrick Serog
Maîtriser sa nervosité
Dr Michel Jossay
Médicaments d'antan des pharmacies d'aujourd'hui
Dr Madeleine Fiévet-Izard
La nouvelle façon de se nourrir : la nutrithérapie
Dr Rose Razafimbelo
Problèmes digestifs
Pr Guy Benhamou
Problèmes urologiques de la femme
Pr Pierre Colombeau
La saga de l'obésité
Dr Madeleine Fiévet-Izard

ISBN 2-84319-093-2

Michaël Nisand
Sylvie Geismar

LA MÉTHODE MÉZIÈRES

un concept révolutionnaire

MAL DE DOS ET MALFORMATIONS NE SONT PLUS UNE FATALITÉ

Éditions Josette Lyon
19, rue Saint-Séverin
75005 Paris

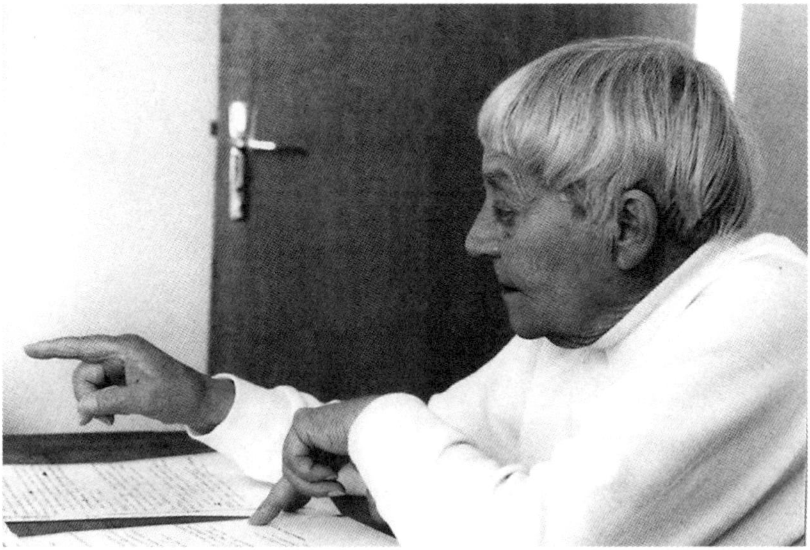

Je fais de la sculpture sur le vivant
Françoise Mézières

NOTE DE L'ÉDITEUR

Françoise Mézières : un nom que beaucoup assimilent à une méthode de kinésithérapie, sans pour autant bien la connaître. Normal, cette œuvre révolutionnaire, et le personnage hors du commun qui l'a inventée sont, depuis près d'un demi-siècle, restés dans un paradoxal clair-obscur.

C'est que Françoise Mézières n'a jamais voulu de son vivant, comme on le verra, écrire elle-même ou faire écrire sous son parrainage, une synthèse de ses travaux. Depuis lors, seul le chapitre d'un ouvrage qui ne lui était pas exclusivement consacré[1] a jeté quelque lumière sur l'œuvre et sur la femme. Une curiosité est née à ce moment, qui n'a pas encore été satisfaite à ce jour.

C'est aussi que la méthode est difficile, dérangeante : elle oblige à faire plus ou moins table rase des idées acquises. Elle a rencontré - elle rencontre encore - une opposition sourde de la part de nombreux professionnels.

Passionnés par le sujet, nous souhaitions depuis longtemps contribuer à diffuser le message de cette femme. Nous avons

---

1. *" Le corps a ses raisons " de Thérèse Bertherat, Éditions du Seuil.*

d'abord pris connaissance des articles écrits ou patronnés par Françoise Mézières, puis des articles et ouvrages - peu nombreux - la concernant (première édition du livre). Mais nous désirions aller au-delà de l'exposé impersonnel et faire revivre, avec l'œuvre, la personnalité exceptionnelle qu'était Françoise Mézières ; donc recueillir le témoignage d'une personne qui l'ait approchée, ait plus ou moins partagé son intimité, suivi son enseignement à la source, et se soit consacrée ensuite à le transmettre avec fidélité.

Michaël Nisand a travaillé pendant quinze ans auprès de Françoise Mézières et aussi enseigné sous ses directives, il a été son confident et ami, et a été chargé en 1992 du premier enseignement universitaire inspiré de ses découvertes, la RECONSTRUCTION POSTURALE®[2].

Si nous avons suscité l'intérêt et l'envie d'en savoir davantage, ce livre aura atteint son but.

L'éditeur

2. *www.reconst-posturale.com*

AVANT-PROPOS

Nous étions quelques amis, ce jour-là, à aller assister pour la première fois à une conférence de Françoise Mézières.

C'était l'époque où, après avoir été ignorées pendant des décennies par le corps médical, l'œuvre et la personnalité de Françoise Mézières venaient d'être révélées au grand public par le livre de Thérèse Bertherat, *Le corps a ses raisons*. À peine sortie de la pénombre de l'anonymat, du silence de l'artiste et de l'enseignement confidentiel, Françoise Mézières faisait irruption en pleine lumière. L'engouement dont elle était l'objet, son omniprésence sur les ondes, dans la presse et dans les conversations des professionnels, avaient de quoi éveiller la défiance et la suspicion. Soigner autrui, soulager la souffrance et lutter contre la maladie, sont choses trop sérieuses pour être laissées à la discrétion des faiseurs de miracles ou de quelques gourous au petit pied !

En la voyant, on ne pouvait s'empêcher d'être surpris de ce qu'une si petite femme puisse occasionner un tel remue-ménage.

Puis, bien sûr, il y eut sa voix rauque et profonde, unique.

Le discours était cohérent et limpide. Il était évident que cette femme connaissait sa matière mieux que quiconque, qu'elle la connaissait pour l'avoir beaucoup « pétrie », énormément travaillée. Cette femme avait probablement compris ce que tous les thérapeutes de la planète avaient cherché sans succès à pénétrer, ce qui était sous notre nez à tous depuis des siècles, sans que personne ne puisse le saisir : le mystère de nos déformations et de nos souffrances mécaniques.

Elle ne disait pas le quart de ce qu'elle savait. Mais le peu qu'elle exprimait était tellement révolutionnaire, allait tellement à contre-courant de ce qui se faisait, que la réprobation et le rejet étaient palpables dans cette salle bondée de médecins et kinésithérapeutes, bien que personne ne trouvât rien à redire à son exposé.

La démonstration pratique qui suivit se voulait un aperçu, ce fut un festival. Comme à l'accoutumée, la virtuose avait appréhendé du premier coup d'œil ce qu'il y avait à faire et comment il fallait le faire.

Ces corps à corps de Françoise Mézières avec la maladie restent gravés dans la rétine de tous ses élèves.

Les résultats qu'elle pouvait obtenir en quelques minutes étaient stupéfiants. Mais cela n'avait rien à voir avec de la magie. C'était le fruit de décennies d'un travail acharné, d'une pugnacité légendaire, mis au service du bien-être d'autrui.

Dans la cohue qui suivit sa conférence, je dus faire la queue pour lui parler quelques secondes :

- *Mademoiselle, je voudrais en savoir plus, que dois-je faire ?*

- *Faites le stage de formation.*

- *Il dure un mois. Il est difficile de quitter un cabinet qui débute à peine pour une période aussi longue.*

- *Monsieur, c'est un mois pour une vie !*

Elle tourna les talons et partit, me plantant là, assommé.

Ce mois dans le Gers fut passionnant et grave à la fois.

Passionnant car, le jour, nous faisions connaissance avec une tout autre manière d'envisager notre métier. Nous ingurgitions avec voracité toutes les informations qu'elle voulait bien nous donner.

Grave, car la solitude extrême de ce génie était évidente. Autant les gens étaient fascinés par son charisme, son charme et son intelligence, autant ils avaient peur d'elle, de sa clairvoyance sans concessions, de ses emportements homériques devant l'esprit de lucre, le manque de passion ou d'honnêteté. Sa tristesse était profonde et bien réelle. Elle disait :

- *La méthode est en grand danger. Cette notoriété lui est préjudiciable.*

- *Comment pouvez-vous dire cela ? Beaucoup plus de malades pourront en bénéficier.*

- *Plus de vautours aussi. Comment empêcher des gens sans scrupules d'utiliser mon nom pour attirer des malades à qui ils serviront un brouet indigne.*

- *Faites un diplôme officiel. Votre signature sera un label de qualité, une garantie pour les malades et le corps médical.*

- *Une signature donnée ne peut être reprise. Comment être sûr de quelqu'un au point de lui signer un chèque en blanc ?*

Son pessimisme quant à ses élèves était chronique et a engendré beaucoup d'amertume. En voulant éviter Charybde, elle mena son œuvre en Scylla : en l'absence de toute référence officielle, les écoles parallèles se multiplièrent, de son vivant déjà.

Nonobstant une grande lucidité, bien souvent elle se trompait : nombre de ses élèves étaient des thérapeutes de valeur, des bons professionnels qui méritaient le respect. Ils ont beaucoup souffert de cette ambiguïté fréquente qui fait que l'artiste, le créateur, a besoin de la reconnaissance de ses contemporains mais, quand le moment approche, a du mal à leur abandonner son œuvre.

Si ce livre est consacré à la vie et à l'œuvre de Françoise Mézières, il est légitime qu'un hommage y soit rendu à ses élèves.

Il n'était pas simple de suivre une telle femme.

Son enseignement était fractionnel et aléatoire : il n'y avait ni programme, ni plan rigoureux. Elle montrait ce qui l'intéressait dans le moment et ce que l'inspiration du jour ou le hasard des rencontres de telle ou telle pathologie sur les patients lui présentait. Il était donc possible d'avoir suivi son enseignement pendant des années et de n'avoir pas eu l'opportunité de comprendre certains aspects importants de la méthode, de voir telle posture ou telle manœuvre-clef. Bien souvent, il m'est arrivé de lui dire, après plus de dix années de collaboration régulière :

- *Mademoiselle, vous venez d'inventer cette posture, je ne la connaissais pas !*

- *Mais pas du tout ! Ça fait vingt ans que je la pratique.*

Autant les patients l'adoraient, autant les stagiaires la redoutaient. Elle n'avait aucune sympathie pour la tiédeur, aucune compassion pour la médiocrité, et la plupart des compromis n'étaient pour elle que des compromissions.

Que quelqu'un se hasardât à lui dire : "Il existe des méthodes parallèles à la vôtre", il s'entendait aussitôt répondre : "Parallèles, oui, mais de sens contraire !"

C'est aussi dans cet aspect de sa personnalité qu'il faut chercher l'explication au fait que son message ait mis si longtemps à être connu et, qu'aujourd'hui encore, bien des médecins assimilent cette méthode à une secte et ses praticiens à des dévots.

La faculté de médecine de Strasbourg fut parmi les premières à la recevoir et la seule à créer un enseignement universitaire pour les professionnels désireux d'approfondir cette pratique. Le docteur Michel Jesel, professeur de rééducation fonctionnelle, et monsieur Christian Callens, directeur de l'Institut de formation en masso-kinésithérapie de Strasbourg, ont été à l'origine de cette initiative[3]. Par leur honnêteté intellectuelle, ils ont offert à la méthode et à tous ceux qui en bénéficieront, une chance inespérée d'évolution et de reconnaissance. Ce diplôme tant réclamé à Françoise Mézières, sans jamais aboutir, l'Université française nous l'a offert et, grâce à elle, la Reconstruction Posturale prolonge son œuvre.

L'objectif prioritaire de la Reconstruction Posturale a été, dès sa création, d'éviter que le message ne se perde et que les évolutions ne soient ni dénaturation, ni trahison.

Après tant d'années, le sentiment qui prédomine est l'étonnement. Comment est-il possible qu'une seule femme ait pu mettre à jour tant de vérités restées occultes si longtemps ? Comment est-il possible qu'une femme seule ait pu mettre au point une méthodologie aussi précise et complète alors que tant d'autres s'y étaient essayés, sans jamais y parvenir ?

J'ai eu la chance d'être son contemporain, l'honneur d'être son élève, le privilège d'avoir été son ami.

Michaël Nisand
Responsable technique de l'enseignement de Reconstruction Posturale, Département d'éducation permanente
Université Louis Pasteur, Strasbourg

---

3. En 2004, le professeur Philippe Vautravers a réuni autour de lui un collège scientifique de professeurs de médecine et de chirurgie pour assurer la pérennité de cet enseignement. La direction technique de cet enseignement a été confiée dès l'origine à Michaël Nisand et à son équipe.

1

ITINÉRAIRE D'UN GÉNIE

“ *JE FAIS DE LA SCULPTURE SUR LE VIVANT* ”

FRANÇOISE MÉZIÈRES

Peu de gens se souviennent de Françoise Mézières jeune. L'image qu'elle a laissée d'elle est celle d'une femme déjà âgée, aux cheveux blancs, courts et drus, au visage d'empereur romain taillé à la serpe, éclairé par des yeux d'un bleu intense.

Ceux qui l'ont connue évoquent aussi sa voix, si particulière, rauque et puissante, mais au verbe précis et un rien vieille France. Une voix qu'on ne peut davantage oublier que le personnage.

Dans ce visage, casqué de blanc et au masque parfois dur, où le regard éclate d'intelligence, où le demi-sourire trahit une malice contenue, se lisent déjà les réactions contradictoires de cette femme qui, tout au long de son existence, ne fut que paradoxe.

Dure pour elle-même, dure en face de la vie, dure avec certains, elle dégage un tel charisme, une telle chaleur, qu'elle ne laisse personne indifférent.

Cette résistance au mal, à l'adversité, cet acharnement qu'elle met dans tout ce qu'elle fait, elle le tient sans doute de son père, à la fois par hérédité de caractère et par l'éducation qu'elle en reçut.

L'ENFANCE

Françoise Mézières est née à Hanoi le 18 juin 1909. Son père, Henri Mézières, s'y installe au tout début des années 1900. Il y reprend l'étude de juriste de son frère aîné. Il revient brièvement en France pour s'y marier avec une fille de bonne famille, Marcelle Ardouin. Une formalité. Le mariage avait été arrangé entre les deux partis. Une coutume dans la bonne bourgeoisie[4]. L'affaire est rondement menée et Henri Mézières retourne en Indochine avec son épouse.

Le couple, qui aura trois enfants, y mène un train de vie princier : une demeure qui ressemble fort à un palais, la plus belle automobile de la ville et pas moins de douze domestiques à plein temps.

Il y a des domestiques qui cousent et brodent toute la journée, un blanchisseur, un cuisinier et son aide, un chauffeur, un cocher et une servante pour chaque enfant de la fratrie. Elles sont trois sœurs, Françoise est la deuxième. Sa santé est fragile. Malade dix mois sur douze. Quand elle est alitée, c'est une bonne sœur que l'on dépêche à son chevet.

Sa mère ne s'occupe d'elle que pour tenter de lui apprendre le piano… à grand renfort de gifles. Elle ne parvient qu'à l'en dégoûter.

Françoise ne voit ses parents qu'aux repas durant lesquels il est interdit de parler.

Le matin, chaque enfant est baigné, habillé et préparé par sa servante. Si bien qu'à 9 ans, Françoise ne sait ni se laver ni s'habiller seule.

De cette éducation, elle va garder une inaptitude flagrante à se débrouiller dans la vie pratique : cette femme, génie de la mécanique humaine, ne saura jamais manipuler un appareil ménager. Le jour où, bien des années plus tard, une personne bien intentionnée lui offrira une machine à laver le linge, l'appareil restera longtemps en décoration parce qu'elle *craint de se tromper de bouton*.

---

4. *Chez les Mézières on a porté particule jusqu'à la Révolution française.*

À propos de cette inadaptation très particulière, elle aura coutume de dire : « *Tous ces bidules me font peur !* »

LE PÈRE

Au petit déjeuner, le père les autorise à lui baiser le front et c'est le silence, les mains sur la table, comme à tous les repas.

Elle dira souvent, sur le ton de la narration détachée, mais où l'on sent sourdre une pointe d'amertume, que jamais il ne les a embrassées. Puis il part au travail et le même scénario se reproduit pour chaque repas.

Au moins, n'étant pas autorisée à parler, elle observe. Bien des années plus tard, à propos de tous ces gens qui font profession d'être psychologues, elle s'insurge souvent : « *Seuls les enfants et les domestiques le sont car, réduits au silence, ils apprennent à observer les gens. Les autres ne sont que des voyeurs.* »

Françoise décrit son père comme *un soudard-né* mais concède dans la foulée qu'elle ne l'a jamais vu ivre. Colérique, violent et ombrageux, elle raconte souvent qu'elle l'a vu, par trois fois, casser sa canne sur le dos de domestiques. Elle déplore son inculture, l'absence de conversations, le manque de lectures, le déficit de stimulation intellectuelle. Ceci ne l'empêche pas de marquer son respect pour ses qualités de tribun, sa maîtrise du droit et son intégrité professionnelle. Elle reconnaît le juriste brillant mais stigmatise l'homme peu reluisant, le mari insupportable, le père calamiteux.

Professionnel remarquable, il était craint et respecté par ses collègues pour ses compétences, mais aussi pour son intégrité. À telle enseigne que le jour où sa mère voulut s'en séparer, elle ne trouva aucun avocat qui voulut s'y frotter.

Tout le monde redoute son ire, à commencer par sa famille. La seule personne qui lui en impose, c'est sa propre mère. Elle décide de tout pour lui et il ne discute pas : ses études, son mariage, l'Indochine. Il n'évoquera jamais son nom sans baisser le front. Mais il s'est fâché avec tous les autres membres de la famille.

Elle dit qu'il y avait une hiérarchie dans la domesticité qui lui appartenait avec, dans l'ordre : chiens, chevaux, domestiques, ses enfants et sa femme. Elle dit que s'il se permettait de battre ses domestiques en Indochine, c'est parce qu'il était convaincu qu'ils n'avaient pas d'âme. Pas plus que les animaux, à peine moins que les enfants ou les femmes.

Il mourra diabétique à 58 ans, laissant sa famille dans le plus parfait dénuement.

En Indochine, les filles Mézières ne vont pas à l'école. Elles risqueraient d'y faire de mauvaises rencontres, des petites gens, des indigènes. Elles ne visitent guère le pays et la grosse automobile est plus une vitrine qu'un moyen de transport.

C'est un enseignant du lycée français qui vient leur donner la leçon à domicile.

Comment s'étonner dès lors que Françoise Mézières déclare n'avoir que très peu de souvenirs d'Indochine. Elle parle surtout des fleurs, des odeurs, de la chaleur et des pluies tropicales.

LE RETOUR EN FRANCE

Elle n'a pas 10 ans quand la famille revient en France. Elle ne sait ni lire ni écrire. Il est donc peu probable que ses découvertes, près de trente ans plus tard, aient été inspirées, de près ou de loin, par la culture médicale extrême orientale[5], sauf à admettre que tout cela ait pu être transmis dans le lait des biberons que lui donnait sa nounou asiatique.

Le retour se fait dans les pires conditions : on est en 1919 et la France est exsangue. Les troupes américaines sont sur le départ.

---

5. *Certains ont pu le penser, d'autres en étaient absolument certains, tant les concepts qu'elle a initialisés étaient inhabituels pour les occidentaux que nous sommes. L'incrédulité face au talent cherche les indices de l'imposture.*

C'est la pagaille, il pleut, il fait froid, c'est la nuit et les bagages ont été perdus. La famille n'a même pas où dormir et c'est une vague connaissance qui les héberge, entassés dans une seule chambre. Dans la nuit froide de ce capharnaüm sinistre, elle voit pour la première fois des chevaux de trait, énormes. Ils la fascinent. Cette apparition ne sera probablement pas étrangère à sa passion ultérieure pour l'équitation et les équidés.

L'atmosphère familiale est tendue. Le couple parental bat de l'aile et on parle de divorce. Son père ne retrouve pas de situation. On passe assez rapidement du train de vie princier aux économies de bouts de chandelles. On se serre la ceinture pour tout. Mais lui, le père, voyage en première classe. Le reste de la famille suit sur les méchants bancs en bois des troisièmes.

Sa garde-robe est immense : il fait faire chemises et costumes sur mesure aux Champs-Elysées. Il boit du bon vin et eux de la piquette. C'est le déclin.

De ce brutal changement de situation, elle va garder la haine de l'argent, capable de bouleverser toute une existence ; et celle des hommes, capables de dilapider leur patrimoine et de plonger leur entourage dans la détresse.

La famille s'installe rue Damrémont, à Montmartre.

On passe de douze domestiques à deux, une femme de chambre et une cuisinière. Puis on congédie et l'on n'embauche que des femmes de ménage pour lesquelles Françoise a des mots très durs : « *On a vu nos bibelots être cassés par ces larbins qui ne savent pas que la soie ne se repasse pas comme du coton, qu'on n'entretient pas l'argenterie comme de la ferraille et le vermeil comme le cuivre. Ils sont sales, ils puent et n'ont pas de façons.* » Propos choquants et qui tranchent singulièrement avec ses choix politiques.

C'est la dégringolade et Françoise l'attribue à l'inconduite d'un homme.

Il semblerait qu'Henri Mézières ait eu une relation extraconjugale en Indochine, que sa femme l'ait très mal vécu et que lui ait eu du mal à s'en séparer. Faut-il voir, dans l'histoire de cet échec conjugal, la perception négative du mariage que Françoise exprimera tout au long de sa vie ? Elle n'y voit que la juxtaposition de deux êtres qui, l'émotion amoureuse des débuts une fois essoufflée, ne restent ensemble que parce que chacun y trouve son compte : lui exploite une « bonne à tout faire » ou, au mieux, un présentoir à bijoux pour étaler sa fortune, son pouvoir. Les femmes en sont conscientes. Mais « *elles n'ont ni goûts ni dégoûts, elles n'ont que des objectifs. Elles sont grandement responsables de la condition qui leur est faite.* »

LA MÈRE

Comme Françoise était très jolie, il est possible que sa mère, femme blessée, épouse humiliée, ait projeté sur l'enfant sa haine de la belle rivale, de la voleuse. Ce désamour fut pérenne : Françoise dit que, tant que sa mère a vécu, elle n'a eu de cesse d'essayer de rentrer dans ses bonnes grâces. Sans succès. Sa mère lui préféra toujours ses sœurs et les éloigna très tôt de la paria. Elle répète à l'envi : « *Ne faites pas comme Françoise ; elle fait tout à l'envers, comme une Chinoise.* » La mort du père, au début des années 1930, n'y changera rien.

Quant à cette manie de « tout faire à l'envers », elle ne sera pas pour rien dans sa découverte, quelques décennies plus tard[6].

C'est à propos de cet amour démesuré et à sens unique pour sa mère que Françoise parle de son premier *acharnement*.

---

6. *Certains prétendent encore que sa découverte ne fut que la conséquence de cet esprit de contradiction : elle n'a eu raison que parce que la gymnastique médicale traditionnelle avait tort. Sa manie de prendre le contre-pied de tout et tous aurait fait le reste.*

Elle aurait tellement voulu être aimée, au moins un peu, par cette femme qu'elle avait placée sur un piédestal à nul autre pareil.

À la mort de son père, Françoise aurait voulu pouvoir aider sa mère financièrement. Mais elle était sans le sou. Elle aurait voulu pouvoir lui montrer qu'elle était devenue quelqu'un dans la société. Mais sa mère disparut, à 57 ans, quelques années avant que Françoise ne fasse sa découverte et bien longtemps avant qu'on ne parle d'elle. Elle aurait voulu lui sauver la vie et se culpabilise de n'avoir pas su le faire : elle dit que sa mère est morte d'une… lombalgie. On ne meurt pas de lombalgie. En fait, comme beaucoup d'enfants mal-aimés, Françoise s'accuse, se sent responsable du désamour et le justifie : c'est parce qu'elle ne fait pas les choses comme il faut que sa mère ne l'aime pas.

Même adulte, alors qu'elle réalise que, quoi qu'elle aurait pu faire ou ne pas faire, elle n'aurait jamais pu ébranler la forteresse du désamour maternel, ce rejet continuera à conditionner sa vie, à stimuler cet *acharnement* qui devient vite sa deuxième nature.

Elle tire de cette blessure inguérissable sa défiance pour les *sentiments* et sa détestation pour la sauvagerie de la cellule familiale. Elle pense comme Rousseau, qu'elle qualifie de génie, que la famille est le dernier endroit où un enfant doit être élevé.

Elle dit : « *Aimer un être humain à ce point, simplement parce qu'il vous a mis au monde, en faire la Sainte Vierge parce que les rares fois où elle vous a chanté une chanson sont inoubliables, c'est inacceptable.* »

Si Françoise survit au chagrin causé par la mort de sa mère, ce n'est pas pour l'amour d'un homme (son fiancé vient de mourir) ; ce n'est pas grâce à l'affection de ses sœurs (sa mère ayant réussi à les éloigner). Son travail de deuil, elle le fait en se lançant à corps perdu dans le travail, comme pour lui prouver à titre posthume qu'elle était, contre toute attente, une personne respectable, digne de considération et même d'amour.

LES ÉTUDES

De retour en France, les enfants vont enfin à l'école. Françoise fréquente un temps un cours pour gosses de riches, près de la Madeleine. Puis un autre, au parc Monceau, avec les jeunes nobliaux français. Malgré un retard considérable et en dépit d'une dyslexie marquée, elle se glisse rapidement parmi les meilleurs. Quand son père entend qu'elle va apprendre le latin, il s'insurge : « *Qu'elle apprenne plutôt à cuisiner et à repriser les chaussettes.* » Il ne voit pas pourquoi une fille ferait des études et coûterait cher à ses parents. La dot au mariage, c'est bien suffisant. Elle quitte l'élite de la rue Monceau pour intégrer le lycée Jules Ferry où elle vit des heures difficiles avec les filles *de commerçants enrichis.* À l'évidence, elle s'adapte mieux aux manières de l'aristocratie qu'aux petitesses de la bourgeoisie. L'ambition pour un bachot se transforme en visée pour le certificat d'études. Elle ne l'obtiendra jamais.

Mais, c'est à Jules Ferry qu'elle acquiert l'amour des belles lettres. Il est somme toute assez pittoresque de se dire que le plus grand génie de la kinésithérapie était une Française qui n'avait ni baccalauréat, ni certificat d'études.

Elle continue à être fréquemment malade. Elle a les bronches fragiles et on lui trouve une scoliose, ce qui l'amène à suivre des séances de gymnastique médicale. Faut-il voir dans cet épisode l'une des origines de sa vocation ? On retrouve souvent un passé de soigné chez les soignants.

Sans doute est-ce cette fragilité physique et le peu de chaleur qu'elle rencontre auprès de ses parents qui seront à l'origine de sa rigueur : il fallait s'endurcir pour survivre. Cette vulnérabilité originelle fut sans doute à l'origine de son respect des enfants et des animaux, de son empathie pour les souffrants et de sa compassion pour les faibles, comme elle le fut elle-même.

LA LEÇON DE NATATION

L'été, la famille s'en va à la mer, à Meschers. Pendant que la mère va nager avec sa fille aînée, Françoise barbote au bord et s'essaie, seule, à la natation. Quand le père les rejoint, il demande :

- *Et Françoise, elle nage ?*

- *Comme un petit chien,* répond la mère.

Le lendemain, il l'emmène au port. Un pêcheur les attend dans sa barque. Arrivés au large, le pêcheur lui attache une corde autour de la taille, la fait monter sur le bord et lui place les mains comme pour la prière. Elle prend un coup de pied dans les fesses qui l'expédie dans l'eau. Quand elle revient à la surface et se débat pour ne pas se noyer, elle entend le rire des hommes. Elle revient à la nage, derrière la barque.

Le soir, le père confirme : « *Comme un petit chien.* »

LES ANNÉES D'ERRANCE

Elle a 16 ans quand son père décrète que les études sont terminées et, dans la foulée, la met à la porte. Nous sommes en 1926 et Henri Mézières ne s'accommode pas de la vie sentimentale tumultueuse de sa fille.

Pendant une douzaine d'années, Françoise vit de petits boulots, d'expédients. Elle colle des enveloppes, fait de la dactylo, pousse une charrette à bras, la nuit aux halles. Tout.

Elle se cherche. Elle apprend les hommes, en vit quelque temps mais déclare que, *décidément, elle n'était pas faite pour être putain.*

Elle a failli se marier aussi. Mais son fiancé, dont elle parle encore cinquante ans plus tard avec tendresse et émotion, meurt d'une typhoïde *à cause d'un de ces foutus vaccins.*

Elle vit dans le Quartier latin, alors en pleine effervescence intellectuelle. Elle a pris une chambre dans une vieille auberge à l'atmosphère pittoresque, rue Servandoni, l'auberge de la comète de 1911. Le loyer n'y est pas cher, mais elle tire le diable par la queue et ne voit guère le bout du tunnel. Il se présente pourtant sous la forme d'une lame.

L'ESCRIME

C'est pendant cette période que, fortuitement elle commence l'escrime. On l'y distingue car elle est douée. Et elle est douée parce qu'elle aime ça. Son maître d'arme lui suggère de suivre des cours pour devenir professeur de gymnastique et, plus tard, quand il prendra sa retraite, lui succéder. L'idée fait son chemin. Elle apprend qu'en quelques mois, elle peut acquérir un diplôme qui lui donne droit, non seulement à la gymnastique, mais aussi au massage, à la pédicurie et à la gymnastique médicale.

La guerre lui fait arrêter l'escrime. Elle ne touchera plus jamais un fleuret.

Elle obtient ce diplôme en 1938, en moins de trois mois à l'école de la rue Cujas. Elle entend parler d'un autre diplôme, d'Etat celui-là, qui tôt ou tard deviendra obligatoire pour exercer[7]. Elle décide de s'y lancer. Une année d'étude en plus, dans des conditions difficiles, en travaillant la nuit pour avoir de quoi vivre et suivre les cours et les stages en journée.

Sa santé lui joue des tours, elle crache du sang. Mais elle s'entête.

L'été arrive. Elle décide d'aller donner des cours de gymnastique au bord de la mer pour se refaire une santé et de l'argent de poche. Elle se rend à Saint-Martin-de-Bréal, en Bretagne. Elle a trop peu d'élèves pour vivre. Comme elle nage bien, elle décide de donner des cours de natation (sic).

---

7. *Le diplôme d'État de Masso-Kinésithérapie devint obligatoire en 1948.*

Là, c'est un franc succès : elle apprend aux petits et aux grands à nager en très peu de temps, aussi se bouscule-t-on pour louer ses services. Résultat : elle était partie pour se reposer en Bretagne et en revient exténuée et sans voix. Elle passe ses journées dans l'eau froide à leur tenir la tête hors de l'eau et à crier dans les embruns. C'est à cette époque qu'elle fait remonter le début des modifications de sa voix[8] dont plus tard Thérèse Bertherat dira : « *Si un arbre pouvait parler, il aurait cette voix-là* ». Comment ne pas s'étonner qu'après l'expérience de la barque, la jeune Françoise n'ait pas pris la natation en grippe jusqu'à la fin de ses jours ? Elle n'était pas facile à dégoûter.

D'un autre côté, elle abandonne l'escrime, pour toujours, alors que cet art lui souriait.

LA GUERRE

À peine le diplôme d'État en poche, c'est la déclaration de la Seconde Guerre mondiale.

Et, de suite, le gouvernement donne l'ordre d'évacuer la capitale. Paris se vide, c'est l'exode. C'est à peine si elle a le temps de se précipiter au ministère pour obtenir, de justesse, au milieu des caisses de l'administration qui se replie, l'attestation de sa réussite au diplôme d'État. Et il faut partir. Ne sachant où aller, Françoise rejoint sa mère, réfugiée à Cognac. Celle-ci l'accueille d'un « il n'y pas de place pour toi ici » qui laissera des traces.

C'est ainsi que, pour survivre, Françoise Mézières se trouve un travail dans un sanatorium-mouroir à La Chapelle-Des-Pots. Elle y passera six mois difficiles : le manque de personnel l'amène à faire des travaux de force, sans repos, et surtout avec des malades condamnés qui meurent comme des mouches dans des douleurs

---

8. La cigarette a probablement fait le reste.

épouvantables. C'est elle qui évacue les cadavres vers la morgue parce que personne ne veut le faire.

Elle finit par quitter le sanatorium : elle sent qu'elle va y laisser sa peau. D'autre part la vie reprend à Paris. C'est la Drôle de Guerre.

Mais à peine arrivée dans la capitale, c'est la défaite de l'armée française et la débâcle de juin 1940.

Paris se vide. Elle repart dans des conditions rocambolesques et se retrouve à Meschers, le lieu de villégiature de la famille Mézières. Les Allemands arrivent très peu de temps après et ordonnent à tous les réfugiés de regagner leurs foyers. Retour vers Paris, le troisième. Elle réintègre Montmartre, non loin de l'appartement familial. Et de nouveau les petits boulots pour survivre. Pendant deux ans.

La guerre marque un tournant incontestable dans sa vie : avant, elle était une jeune femme, citadine et de son temps, connaissant la mode mais sans trop la suivre, conduisant des voitures, mais sans s'intéresser vraiment à la mécanique, fréquentant des hommes, mais sans perdre de vue leur machisme[9]. Elle avait conscience d'appartenir à une certaine société et faisait de son mieux pour s'y intégrer, y trouver sa place. L'arrivée de la guerre transforme tout et révèle chacun. Elle trouve sa voie et s'y consacre exclusivement. Elle décide de ne plus jamais perdre son temps avec les hommes et n'hésite plus à s'inscrire en faux par rapport au mode de vie, aux croyances et aux convenances de la société. On sent déjà en elle les germes de la Françoise Mézières que connurent ses élèves, quelques décennies plus tard.

Les concessions disparaissent, les goûts et les dégoûts se précisent.

---

9. Elle raconte en souriant avoir fréquenté un homme, pourtant intelligent et cultivé, qui l'emmenait au théâtre et lui indiquait quand il fallait rire.

Par exemple son horreur de la foule et des grands rassemblements. Elle dit : « *Avec la foule, on peut communiquer une émotion, pas une idée* ». Et de fait elle se refusera toujours à organiser des stages avec plus de vingt élèves. Les congrès et conférences, même si elle y révèle un incontestable talent de tribun, ne seront jamais sa tasse de thé.

Son aversion aussi pour les « choses »[10] et la possession en général. Elle dit qu'il faudrait pouvoir vivre avec le moins de choses possibles. Que c'est en faisant miroiter aux pauvres des choses qu'on les fait trimer, ce qui, en fin de compte, n'enrichit que les riches et leur permet d'opprimer les pauvres encore plus. Et c'est à ça que sert la mode : faire croire aux démunis qu'il leur faut absolument tel gadget, tel bidule absolument inutile. Et, pour ranger ledit bidule, il va falloir acheter une armoire de plus. Et pour cela il faut encore travailler. Un moyen d'asservir, en somme. « *Moi je n'ai qu'un seul savon et je fais tout avec : ma vaisselle, mon linge et ma toilette. Et je ne m'en porte pas plus mal.* »

L'ENSEIGNEMENT

Soudain, on ne sait comment, l'école de massage de la rue Cujas retrouve sa trace, la contacte : on lui demande d'y venir faire des cours.

L'école est dirigée par un certain Boris Dolto, le mari de Françoise Dolto. Une figure, ce Dolto. Immigré russe et ingénieur de formation, il était entré en France dans les années 1920 muni d'un faux certificat d'embauche. Il avait mené ses études de médecine tout en travaillant chez Renault en équipe de nuit.

10. *Biens matériels, dans la dialectique de Mézières.*

Devenu médecin, il prend la direction de l'école de la rue Cujas et la transforme en « École française d'orthopédie et de masso-kinésithérapie ». Il entre dans les incontournables de la kinésithérapie en publiant « *Le corps entre les mains* »[11].

Dès son arrivée, Mézières va le voir et lui dit : « *Je vous préviens, je ne sais rien* ». Lui, s'empare d'un bout de papier et lui griffonne un croquis : « *Vous voyez, on a la gravité en avant et la force derrière. Pensez à ça et bonne chance*[12]. » Et la voilà devant des étudiants à leur enseigner une gymnastique médicale qu'elle connaît si peu. Elle dévore les livres, les connaît par cœur, avec le numéro des pages.

Un jour, un étudiant en éducation physique (les plus machos d'après elle) l'interpelle dans l'amphithéâtre : « Vous dites des âneries ». Elle lui répond qu'il a beau cacher le livre dans lequel il est en train de suivre son cours, elle sait duquel il s'agit. Elle sait qu'à la page X il diffère de son livre de référence à elle, page Y. Stupeur.

Plus tard, elle devra noter cet étudiant grossier à un examen.

« Je l'ai mis dans les meilleures conditions possibles et sa prestation fut convenable. Je lui ai mis une bonne note. C'était un mufle, mais ce n'est pas parce qu'on n'aime pas quelqu'un qu'il faut s'autoriser à devenir injuste. »

Rapidement, aux cours de gymnastique médicale, s'ajoutent des cours de massage, de physiologie, d'anatomie et même de pédicurie.

Préparer ces cours lui prend beaucoup de temps et d'énergie. Elle veut qu'ils soient parfaits, alors elle peaufine, et sans cesse sur le métier, elle remet l'ouvrage. On dit qu'on ne connaît son anatomie humaine qu'après l'avoir apprise sept fois[13].

---

11. Chez « Bérès ».

12. On ne peut qu'être frappé de ce que l'essence même de la découverte ultérieure de Françoise Mézières s'inscrit en faux par rapport à cet aphorisme. Il résume si magnifiquement les fondements de la gymnastique médicale classique.

13. Ce qui est probablement en dessous de la vérité.

Tous ceux qui ont fréquenté Françoise Mézières ont été frappés par ses connaissances encyclopédiques. C'est en anatomie qu'elle était la plus impressionnante car elle en avait une vision vivante, en 3D. Elle disait qu'il faut *habiller le squelette, de la profondeur vers la superficie.* On pouvait l'écouter des heures parler du pied ou de l'épaule. Tout devenait clair, limpide. Dans cette matière, réputée difficile, elle sait faire passer son savoir.

Rue Cujas, elle fait tout, elle est partout. Elle raconte avec fierté que, quelque temps après sa démission de l'école, un ancien élève, de passage, demande au secrétariat quel est l'enseignant qui remplace Mézières. Il s'entend répondre : « On ne remplace pas Mézières, on lui succède. »

Bien que très mal payée, Françoise reste rue Cujas jusqu'en 1949. Elle y fait ses armes d'enseignante. Elle ne deviendra jamais une bonne pédagogue (l'une des raisons de la tragédie de la méthode Mézières), mais elle y puise l'assurance liée à l'expérience, et y apprend ses matières fondamentales. Il est nécessaire de bien connaître ce dont on prétend se démarquer.

Cette période a été incontestablement très riche et très fatigante. Pendant un temps, en plus de ses cours et de ses corrections, elle se met en tête de passer le baccalauréat. Du fait qu'elle n'est pas bachelière, elle a déjà été barrée de tant de filières qui lui auraient plu, que de combler ce manque lui semble souhaitable. Mais, épuisée après deux ans d'efforts nocturnes et de cours particuliers, elle renonce à ce projet.

Elle découvre aussi le cheval (animal qui l'a tellement fascinée à son arrivée en France) et l'équitation[14]. Passionnée (comme toujours), elle fait l'acquisition d'une jument. Un peu rétive, mais elle s'y attache. Mais là aussi, elle ne va pas jusqu'à l'aboutissement, la Haute École, vers laquelle ses maîtres la poussent.

---

14. À l'entendre, elle était aussi douée que pour l'escrime.

Pourquoi ? Elle argumente différemment en fonction des jours et de l'humeur. Parfois, c'est parce que c'était terriblement chronophage. D'autre fois c'est parce que, une fois le cheval dressé, il faut le vendre et que c'est un « crève-cœur » parce qu'on s'y attache. Alors, autant vaut soigner des humains : on ne risque pas de s'y attacher. Ou bien aussi, elle explique que de dresser un cheval, c'est entériner la prétendue supériorité de l'homme sur la bête. Elle ne pouvait plus le supporter. La rupture avec l'anthropocentrisme est consommée. Mais cela fait déjà bien longtemps que Françoise ne mange plus de viande. « *Pas par principe, par dégoût* » dit-elle : elle n'aime pas l'odeur du cadavre. Encore enfant, quand elle rentrait de l'école, elle faisait un détour pour éviter d'avoir à passer à proximité de l'étal du boucher. L'odeur l'insupportait. Comme cela fait des lustres qu'elle n'en a pas ingéré, elle n'admet pas qu'on raconte que la consommation de protéines animales est nécessaire pour rester en bonne santé. « *Balivernes destinées à faire tourner le commerce, et dont les animaux sont les victimes. Et les hommes, à force de manger du cadavre, ont la peau grasse et qui pue*[15]*.* »

Avec l'équitation, c'est au moins la troisième passion, le troisième projet, qu'elle abandonne ainsi, au milieu du gué (l'escrime, le baccalauréat, le cheval). On pourrait penser à de l'instabilité, à un TOC[16]. Mais on peut aussi penser que cette femme pressent son destin exceptionnel. Ce n'est ni dans l'escrime, ni dans l'équitation qu'il doit se réaliser. Une sorte de fidélité avant l'heure pour ce qui l'attend.

Quant aux études supérieures, il est probable que le train était parti, impossible à rattraper. Elle sera donc autodidacte ou ne sera pas.

---

15. *Il lui arriva de conduire une séance sur un stagiaire, sans le toucher autrement que du bout de son bâton, juste parce que l'étudiant lui donnait une impression de pas net.*
16. *Trouble obsessionnel compulsif.*

Elle vend sa jument et, progressivement, prend de la distance d'avec le monde de l'équitation pour se consacrer à son nouveau métier, la kinésithérapie.

Mais l'expérience équestre lui a beaucoup apporté. Elle dit qu'on ne fait rien faire à un cheval si on n'est pas l'animal, elle dit que seuls les débutants et les butors font saigner la bouche et les flancs. Elle dit qu'avec délicatesse, on peut le conduire à faire des choses fantastiques juste avec les petits doigts. Ça lui servira.

L'amour pour les bêtes qu'elle affiche comme supérieur à celui pour l'être humain ne se démentira jamais. Elle aime, respecte et dit vous à tous les animaux[17]. Au contact des humains, on peut parfois la sentir hautaine et dure. Avec les animaux, jamais. Elle leur parle, d'égal à égal et... ils l'écoutent. Plus de trente ans plus tard, agacée par des détracteurs de sa méthode qui prétendent que « ça marche, à condition d'y croire », elle entreprend de prouver que ses résultats ne sont pas liés à l'effet placebo. Pour ce faire, elle charge un de ses collaborateurs d'entreprendre une expérimentation animale. L'étude porte sur la paraplégie du teckel et se révèle concluante. Elle attache suffisamment d'importance à cette publication[18] pour la reprendre, ad integrum, dans son ultime écrit en 1984 « Originalité de la méthode Mézières ».

De façon générale, quand elle cale sur quelque chose qu'elle ne comprend pas, elle en cherche la solution chez les animaux. Elle les trouve plus humains que nous : *« Il n'y a pas plus cruel et nuisible que l'espèce humaine. Connaissez-vous une seule espèce animale qui tue pour le plaisir, qui abîme de façon irrémédiable son environnement ? On a tort de parler d'animaux sauvages. Les humains le sont bien plus. »*

---

17. *Ce qui ne l'empêche pas de faire castrer ses chats. Contradiction courante chez les amoureux des félins.*

18. *Nisand M. "Méthode Mézières"- Expérimentations vétérinaires et implications humaines. Kinésithérapie scientifique N° 231 (1985) : 11-26.*

Du fait qu'elle l'a beaucoup pratiquée, elle est aussi crédible quand elle affirme, en pleine contradiction avec l'orthodoxie, que l'équitation est le sport le moins nocif qui soit pour le corps humain. Y compris dans les cas de scolioses.

Son entente avec Dolto est très relative. Elle a de l'estime pour l'homme, sa trajectoire, mais déplore sa neutralité craintive et son manque de détermination. C'est d'ailleurs ce qui va la décider à quitter la rue Cujas au lendemain de sa découverte.

L'ÉTINCELLE : L'OBSERVATION PRINCEPS

C'est par un beau matin du printemps 1947 que tout bascule.

Françoise Mézières vient de terminer la rédaction d'un opuscule[19], une sorte de vade-mecum de la gymnastique médicale de l'époque. Comme d'habitude, elle a beaucoup travaillé et attend impatiemment la sortie de ce premier livre. Elle ne sait pas encore que ce qu'elle va découvrir ce matin-là va tout balayer. Ses connaissances, sa pratique, son enseignement, et le livre avec. Ce qu'elle va mettre à jour est simplement le contraire, la négation même de la compréhension des mécanismes corporels qui était la sienne, elle qui s'était donné tellement de mal pour se l'approprier.

Arrive une femme d'une quarantaine d'année. Ayant eu mal au dos, elle est allée consulter à l'hôpital Lariboisière où on lui a posé un « corset cuir et fer[20] », qu'elle a porté nuit et jour pendant deux ans. Aujourd'hui, elle souffre d'inflammation des épaules et d'escarres aux points d'appui du corset.

Françoise lui retire l'engin et découvre un dos très cyphosé, c'est-à-dire rond. Classiquement, c'est le type même de la patiente dite asthénique : elle n'a pas assez de force pour lutter contre la

---

19. La gymnastique statique, Librairie Amédée Legrand & Cie.

20. C'est ainsi qu'à l'époque on nommait ce genre d'appareillage. Les matériaux ont changé depuis. Les principes non !

gravité. Ses muscles postérieurs sont trop faibles, trop longs. Françoise Mézières essaie bravement les exercices classiques, qu'elle connaît comme sa poche, et qu'elle vient de coucher sur le papier pour son livre. La plupart de ces exercices se pratiquent en position de couché ventral ou assis.

Elle comprend rapidement qu'elle n'arrivera à rien ainsi ; elle la couche sur le dos. Les épaules de la patiente sont tellement enroulées en avant qu'elles décollent du sol. Comme un navire en cale sèche.

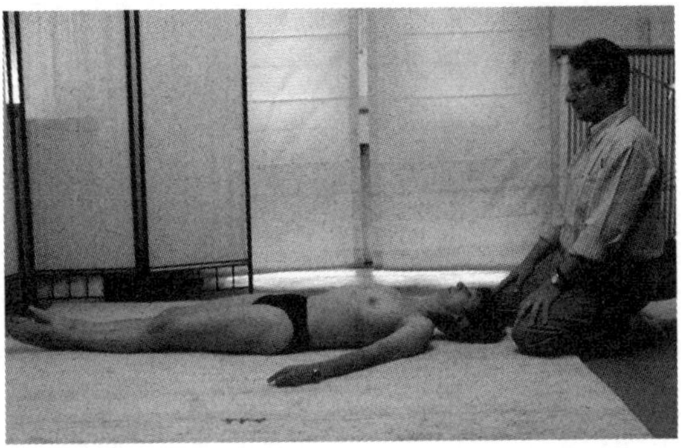

Elle veut les lui dérouler et appuie dessus. C'est alors qu'elle voit les reins se creuser de manière spectaculaire.

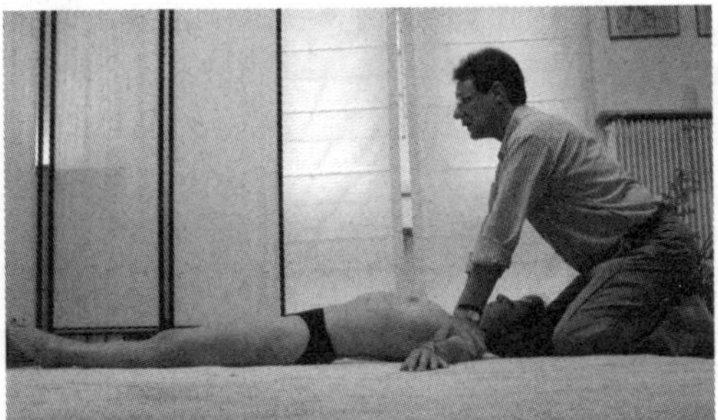

Surprise, car cette lordose[21] n'existait pas en position debout, elle décide de ne pas prendre le risque de lui abîmer la colonne lombaire sous prétexte de lui redresser la colonne dorsale. Elle lâche donc les épaules et lui remonte les genoux sur la poitrine. La colonne lombaire se décreuse, se pose sur le sol. Mais la tête bascule en arrière, menton pointant au plafond, et impossible de la ramener.

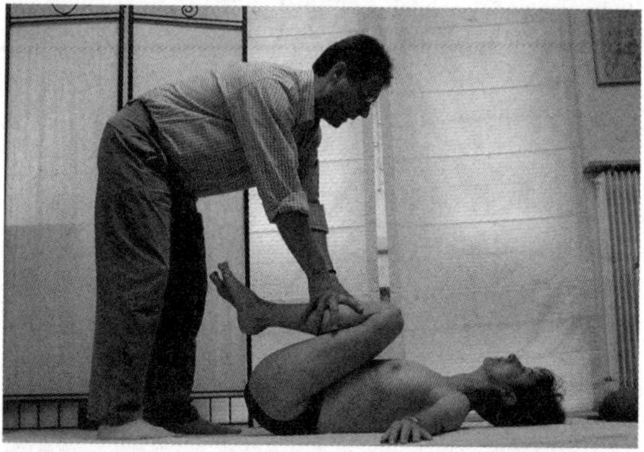

Elle redescend les genoux et éduque la patiente à rentrer le menton, puis à plaquer les reins, puis les deux à la fois. Mais les genoux se plient et la respiration se bloque en inspiration.

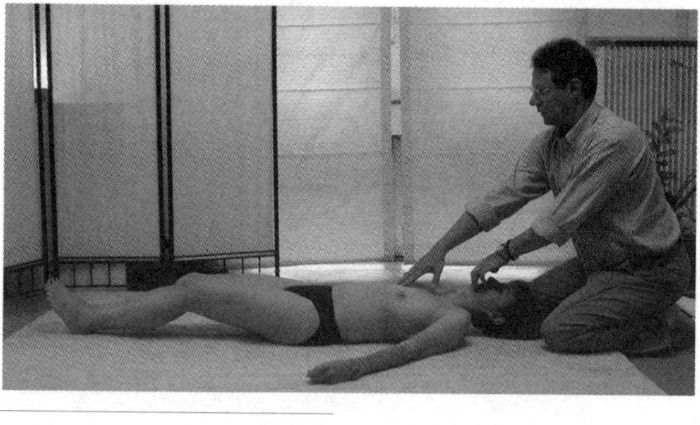

---

21. Lordose : concavité postérieure du dos. Elle signe le raccourcissement des muscles paravertébraux.

Tout se passe comme si la cyphose (faiblesse musculaire) n'était qu'un miroir aux alouettes, un attrape-nigauds. Ce qui domine, c'est la lordose (qu'elle assimile à un raccourcissement musculaire). Et cette lordose inattendue se déplace sur le corps « *comme un anneau sur une tringle à rideaux* ».

Elle croit rêver : cette patiente est l'exemple même de la patiente qui souffre d'un manque de force de ses dorsaux. Ils sont théoriquement trop longs. Mais en pratique, elle est confrontée à une personne dont les muscles sont trop forts et trop courts. De plus, le traitement analytique (zone par zone) s'avère impossible car tous ces muscles postérieurs semblent se donner le relais, se comporter comme un seul et même muscle allant des pieds jusqu'à la tête. Par ailleurs, en rééducation classique, le temps correcteur de la respiration sur ce genre de pathologie, est l'inspiration : il faut ouvrir le thorax. Or là, la patiente se bloque spontanément en inspiration dès qu'elle essaie de la détordre.

Elle appelle une collègue, lui montre et lui demande :

- *En position debout, que vois-tu ?*
- *Une grande cyphose, un dos trop long, trop faible.*
- *Et maintenant, en position couchée, trop long ou trop court ?*
- *Trop court.*
- *Merci.*

Et elle ose. Elle ose traiter cette grande cyphose comme une lordose totale, ce dos trop long comme un dos trop court. En quelques mois les douleurs disparaissent, le dos se redresse et l'activité redevient normale. Le corset passe à la trappe. Elle voit revenir la patiente deux ans après, les bras chargés d'un énorme bouquet de fleurs : le bénéfice s'est maintenu.

Mais pendant ces deux années, Françoise Mézières n'a pas chômé : il lui fallait absolument vérifier si le cas de cette femme était l'exception qui confirme la sacro-sainte règle, celle qu'elle enseigne elle-même depuis des années, celle qui est le socle de son livre qui vient de paraître. Quelque part, elle l'espère. C'est du moins ce qu'elle dit. Car « Françoise fait tout à l'envers » par nature, par goût. Elle n'est jamais autant dans son élément que lorsqu'elle s'inscrit en faux, qu'elle nage à contre-courant. Incontestablement, il y a du Don Quichotte dans cette femme.

Sa conclusion : non ce n'était pas une exception, c'est la règle générale. De 1947 à 1949, elle vérifie sur tous les humains qui passent à portée : la règle c'est cette femme, avec sa fausse cyphose qui ne fait que masquer les lordoses. La règle ce sont les dos trop courts, trop forts. La règle c'est que tous ces humains se comportent, non comme des poupées, dont on peut bouger indépendamment les bras ou les jambes, mais comme un pantin dont la ficelle, trop courte tire en permanence sur la tête, le thorax et les membres : qu'on essaie de gagner de la longueur dans un secteur, elle est récupérée immédiatement dans un autre. Si on insiste, les genoux se plient et tournent en dedans, preuve que les membres sont intégrés au système et jouent le rôle de soupape de sécurité du raccourcissement du dos. Preuve aussi de l'hégémonie des muscles responsables de rotation des membres en dedans.

Et si on insiste encore, la respiration se bloque. Et pas n'importe comment : toujours sur l'inspiration : l'expiration devient, soit impossible, soit freinée, irrégulière, superficielle[22].

« LE PLUS BEAU JOUR DE MA VIE ! »

Tout est là, dans ce qu'elle appelle *« son observation princeps »*.

Encore fallait-il arriver à en tirer quelque chose, une cohérence nouvelle, un nouveau système rééducatif. « L'intuition, c'est un excès de vitesse de l'intelligence », disait Bergson. Mézières ne fonctionne qu'à l'intuition. Les explications viennent, parfois, longtemps après la pratique, accessoires.

---

22. Les implications de cette observation seront détaillées et expliquées plus loin.

Et là, elle a la certitude d'avoir mis le doigt sur quelque chose d'énorme, sur quelque chose qui balaye, qui périme les concepts formant la trame de la rééducation traditionnelle. Progressivement, elle commence à inclure les éléments de sa découverte et les conclusions qui en découlent dans les cours qu'elle dispense rue Cujas. Et comme elle en dispense beaucoup, les gens en parlent, adhèrent ou s'opposent. L'affaire fait grand bruit, et celui-ci arrive aux oreilles de Dolto. On attend de lui qu'il tranche, qu'il remette Mézières dans le droit chemin. Il va la voir. Elle lui expose sa théorie. Il dit qu'il faudrait pouvoir vérifier en radiographie. Le rendez-vous est pris : une jeune fille atteinte de scoliose sert de cobaye. Dolto essaie de la détordre classiquement et c'est l'échec. Mézières monte les jambes et applique des techniques encore rudimentaires qui découlent de son observation princeps : la colonne se redresse à vue d'œil. Dolto lui dit : « *Mon petit, vous avez raison. C'est la fille d'un confrère, je vous la confie.* » Et il tourne les talons.

Elle dit : « *Ça a été le plus beau jour de ma vie !* »

On retrouve cette soif de reconnaissance chez elle. C'est une exigence vitale, comme pour beaucoup d'artistes. Si elle déclare que c'est le plus beau jour de sa vie, c'est bien sûr parce qu'elle a la certitude d'être dans le vrai et que sa découverte est importante. Mais aussi et surtout parce qu'il lui faut la reconnaissance de ses contemporains, et en l'occurrence de cet homme qu'elle respecte, qui est plus âgé qu'elle et qui est une sommité de la rééducation de l'époque. Elle entrevoit la consécration car en cet instant elle est sûre qu'il va l'aider à faire connaître cette vérité toute neuve, que tout va changer et que les patients vont pouvoir bénéficier de ce nouvel et magnifique outil thérapeutique.

Mais on n'ébranle pas aussi facilement une forteresse. La médecine avance lentement, persuadée, à chaque étape, d'avoir atteint une insurpassable perfection qui relègue les pratiques d'hier à la médecine de Molière. Chaque avancée se fait par touches successives et nécessite le consensus de la communauté médicale tout entière. Il ne fait pas bon aller à contre-courant dans ce monde-là.

Mézières, magnifiquement naïve, est sûre que sa vérité est tellement éclatante qu'elle ne peut qu'être adoptée et que la voix de Dolto sera déterminante pour hâter les choses. En dépit des apparences, n'a-t-il pas été convaincu ? A-t-il eu peur des inévitables remous qu'entraînerait sa prise de position pour une technique hérétique et dont, de surcroît, il n'est pas l'inventeur ? On ne le saura jamais. Ce que l'on sait, c'est que la suite ne s'est pas déroulée comme Françoise Mézières l'espérait.

LA RUPTURE

Elle prend l'enfant en traitement. Quelques jours plus tard, elle arrive rue Cujas, cherche sa jeune patiente et ne la trouve pas. Elle s'entend dire que le docteur Dolto a eu besoin d'elle pour son cours de synthèse, une sorte de forum hebdomadaire qu'il organise et où chacun exprime ses propositions, ses idées.

Pour Mézières, c'en est trop : « *Je lui avais montré quelque chose de révolutionnaire et qui balayait tous les concepts rééducatifs de l'époque. Je lui avais prouvé le bien-fondé de mon approche. Il en avait convenu et m'avait confié la fille d'un de ses amis. Mais dans le même temps, le voici qui cautionne et entérine des techniques contraires ! C'est alors que j'ai réalisé que dans ces conditions, rien ne serait jamais possible.* »

Par diplomatie, elle dit à l'enfant que deux techniques de rééducation seraient trop pour elle et l'incite à ne suivre que celle de Dolto et, dans la foulée, elle démissionne de la rue Cujas.

Elle reste en bons termes avec Dolto qui lui confie quelques patients et reconnaît volontiers ses résultats. Elle apprécie sa bonne foi, mais déplore son inaptitude à prendre position, à se passionner. Elle l'interprète comme un manque de courage. Il est vraisemblable que c'est cette déception qui lui fait quitter la rue Cujas. Une fois de plus elle réagit en se dérobant physiquement. On peut appréhender la profondeur de cette blessure à travers cette anecdote racontée par un de ses élèves :

« À l'occasion d'un buffet, à la veille du congrès, je devais lui présenter mon père. Elle était mon Maître, mon mentor. J'avais conscience de vivre des moments exceptionnels aux côtés de cet être humain hors du commun. Mon père est un homme intelligent, cultivé et sans concessions, pour lequel les mots ont un sens. Et ces deux êtres respectés allaient se rencontrer. Anxieux, j'attendais ses premiers mots, comme on attend un verdict. Et ce fut : « *Monsieur, votre fils est un passionné* ». J'étais abasourdi. C'est tout ce qu'elle trouvait à dire ! Avait-il besoin d'elle pour réaliser que son fils aime ce qu'il fait ! J'étais ulcéré par ce « passionné » dont elle m'avait affublé. Je l'avais vécu comme un camouflet parce qu'il avait, dans mon esprit, une connotation péjorative d'emportement affectif, d'immaturité. Il m'a fallu des années et de l'expérience aussi, pour comprendre que c'était en fait l'un des plus beaux compliments que Mézières pouvait dispenser ».

En fait, dans le référentiel de Françoise Mézières, il s'agit d'une qualité essentielle. Qualité qui, selon elle, avait manqué à Dolto. Celle dont la rareté, à ses yeux, faisait qu'elle se sentait si seule :

« *On ne fait jamais rien avec des tièdes.* »

C'est persuadée qu'une grande découverte, une vérité absolue, ne peut manquer de percer un jour, qu'elle quitte la rue Cujas. Elle a hâte de se consacrer à « son bébé », de tester sa découverte, d'avoir sa patientèle et d'en être responsable.

EXPÉRIENCE LIBÉRALE À PARIS

Elle prend un appartement rue Germain Pilon, à Montmartre, et commence à travailler. Elle y obtient des résultats exceptionnels et elle est sûre qu'ils constitueront le meilleur promoteur qui soit pour sa méthode naissante. Elle s'entête pendant dix ans. Les malades accourent, se passent le mot. Elle travaille jusque tard dans la nuit, sans ménager sa peine, ni compter son temps. Les patients attendent parfois plusieurs heures dans sa salle d'attente, mais ils savent pourquoi. Ils savent que cette femme ne peut travailler à la montre, sa méthode ne s'y prête pas, sa nature s'y refuse.

Pendant ces dix années, elle forme deux élèves, « des bonnes ». Parce qu'elle n'a pas trouvé d'appellation correcte[23], elle donne son nom à sa méthode. À son corps défendant. Elle regrettera publiquement ce choix, bien des années plus tard.

En 1949, elle publie un article intitulé « Révolution en gymnastique orthopédique », dans lequel est résumé l'essentiel de sa découverte. Elle espère que cette publication va marquer un tournant, que l'on va reconnaître sa vérité. L'accueil est indifférent et les portes de la Faculté, et donc de la reconnaissance, restent obstinément closes. Elle réalise qu'elle n'y arrivera pas, que l'établissement médical vit dans une bulle, en vase clos et que les résultats thérapeutiques les plus stupéfiants n'y changeraient rien.

Alors, brutalement, elle prend en grippe cette grande ville aux dimensions inhumaines, cet appartement aussi, dont pourtant elle avait fait « *un vrai bijou* » et même... sa méthode.

Elle se dérobe.

Elle se sent tout à coup une âme bucolique, a besoin de verdure, de soleil et de solitude. Alors elle se met à chercher un point de chute et tombe sur des becs : les ostracismes locaux, les esprits de chapelles. En Corse, on lui fait comprendre qu'elle ne pourra pas rester, sur la côte d'Azur, qu'elle n'est pas d'ici.

Rejetée par sa mère, qui est allée vivre chez sa sœur aînée, ignorée par le corps médical malgré sa belle découverte, et maintenant repoussée par ses compatriotes, elle déprime, enrage, s'accroche. Elle fait appel à ses racines et retourne sur la terre de ses aïeux. Là où on ne pourra pas lui dire qu'elle n'a pas sa place : la Charente.

---

23. Elle dit avoir voulu l'appeler « anthroposculpture », mais une école de culturisme l'utilisait déjà.

Elle quitte Paris avec le minimum et achète une maison au bord d'un petit étang dans le marais poitevin. Nous sommes en 1957.

LA PÉRIODE DE L'ILE-D'ELLE

En arrivant dans ce pays où « *il y avait tout à faire* », Françoise Mézières décide de changer de registre : la médecine l'a ignorée, elle la rejette et gardera donc sa vérité pour elle ; elle se fera paysanne !

Elle a quelques économies, des idées bien arrêtées sur l'agriculture et l'écologie est un de ses dadas. Elle s'improvise donc agricultrice et fait connaissance avec la terrible boue argileuse de Vendée. L'expérience est rude, la terre résiste et elle se heurte à la loi du marché : les quelques gousses d'ail qu'elle arrive à arracher au sol sec et craquelé lui restent sur les bras. Mais elle a horreur qu'on la conseille.

Nouveaux déboires, nouvelle crise de vocation. Les économies fondent à vue d'œil. Alors elle accepte un patient, puis deux, et c'est l'escalade. Elle trime à nouveau sur des dos cassés, du matin au soir. Elle s'épuise.

Ses deux élèves parisiennes sont débordées : les résultats qu'elles ont amènent sans cesse de nouveaux patients et elles n'arrivent plus à suivre. Elles la supplient de former d'autres praticiens pour les soulager un peu. Elle accepte à contrecœur d'enseigner son art, de partager son trésor.

Les stages de formation commencent à se succéder dans le salon de la petite maison de l'Ile-d'Elle. Des pionniers de ces années 1960 racontent que, arrivant devant la maison pour le stage, après un long voyage, ils poussèrent la grille. Le grincement qu'elle émit en s'ouvrant fut immédiatement couvert par le tonnerre d'une voix caverneuse : « *Qui vient encore m'embêter, je ne veux voir personne. Partez !* ».

Mais à cet accueil terrible succédaient la gentillesse et l'affabilité coutumières de cette écorchée de génie.

Les sessions sont de plus en plus rapprochées, les stagiaires de plus en plus nombreux. Elle n'a plus le temps de souffler.

En 1967, elle est invitée à donner une conférence au centre homéopathique de France. Les homéopathes ont entendu parler d'elle. Son excentricité ne leur fait pas peur, sa position de paria n'est pas pour leur déplaire. C'est un succès. La méthode devient la coqueluche des homéopathes de France et de leurs patients. Ça fait du monde. Il faut former plus de thérapeutes. Et plus on en forme, plus on parle de cette « méthode miracle » enseignée par une originale au bord de l'étang. Les premiers journaux la contactent. Ils veulent des articles. *La Vie catholique* publie une interview qui déclenche un vrai raz-de-marée.

Françoise Mézières s'est endurcie, physiquement et mentalement. L'hiver, elle ne chauffe pas. Les stagiaires se gèlent, les malades aussi. Mais que quelqu'un s'avise à jeter une bûche dans l'unique fourneau, de suite elle tonne : « *On crève de chaud ici. À force de trop se chauffer, on ne résiste plus à rien, on n'a plus de défenses et c'est les antibiotiques pour le moindre rhume. Ouvrez-moi cette fenêtre.* »

Il lui arrive de casser la glace de l'étang pour faire sa toilette.

Un hiver, elle est atteinte de furoncles qu'il faut coûte que coûte ouvrir. Méfiante à l'égard des produits chimiques, elle part à la recherche d'un médecin qui accepterait de l'opérer sans anesthésie. Elle trouve un vieux médecin pour l'examiner. Quand il voit l'état de son dos, l'importance des furoncles, il bat en retraite. Elle entre alors dans une grande fureur.

Il tente de négocier pour l'anesthésie et comprend vite qu'il n'y a rien à faire. Il s'incline à contrecœur. Il lui tend une bouteille d'eau-de-vie et se met au travail et ouvre ses furoncles, à vif. Quand c'est fini, c'est elle qui lui tend la bouteille.

Elle porte des sabots qu'elle se taille elle-même dans des pièces de bois : végétarienne et respectueuse de la vie, elle ne supporte pas l'idée que l'on tue une bête pour qu'elle puisse se chausser. Elle fume plus d'un paquet de cigarettes par jour et aussi... la pipe. Elle n'a pas le téléphone et n'utilise pas les rares ampoules électriques.

Les gens du pays ont un peu de mal à l'accepter et elle ne supporte pas d'être épiée. Pendant deux ans, elle est amenée à héberger une stagiaire en difficultés conjugales. Alors les ragots vont bon train. *« La sexualité de bien des gens ne consiste qu'à imaginer celle des autres. »*

Elle ne s'entend pas bien avec les paysans vendéens qu'elle trouve lourds et fourbes. Mais en voyant tout ce monde qui vient la voir, et qui doit se loger et se nourrir, ils y voient leur intérêt et la laissent finalement tranquille. Les enfants arrêtent de lui jeter des pierres.

L'ambiance des stages est excellente, cordiale et détendue. Durant les pauses, en été, les stagiaires vont sur la terrasse et prennent un thé et des gâteaux. Ils ont besoin de parler entre eux, de se motiver pour pouvoir la suivre, supporter le détricotage de tout ce qu'ils croyaient savoir, de leurs douces certitudes. Plonger dans l'univers inconnu de Mézières est très déstabilisant.

À cette époque et malgré la fatigue, elle est très accessible, chaleureuse, répond à toutes les questions et reçoit ses élèves à n'importe quel moment de l'année avec leurs patients difficiles.

Et puis il y a le remembrement : le Marais poitevin doit changer d'aspect. On appelle ça l'aménagement du territoire. On va transformer, en une dizaine d'années, la Venise verte en quelque chose qui ressemblera à la Hollande. On déboise, on redessine les canaux, on construit des routes. Elle essaie de s'y opposer, mais rien n'y fait, c'est le pot de terre contre le pot de fer. Les bulldozers élisent domicile devant chez elle et transforment le chemin menant à sa maison en fondrière. Sans lui demander son avis, on lui déracine ses arbres fruitiers, on lui rase sa vigne, on lui interdit de planter des haies pour délimiter son terrain. Les voisins, bien intentionnés, en profitent pour y faire enterrer les souches de leurs arbres. Elle assiste impuissante au massacre de ce pays qu'elle aime et qu'elle reconnaît de moins en moins.

Elle s'y sent de plus en plus mal. Un tremblement de terre survient. De ce jour, elle croit en permanence sentir la terre trembler sous elle, voit sa maison se fissurer, chaque jour un peu plus. Elle a peur d'être ensevelie sous elle. Elle a toujours eu une peur panique d'être enterrée vivante. Elle dit que ça arrive tous les jours.

De plus, elle n'arrive plus à suivre le rythme effréné de la succession des stages durant lesquels elle doit tout faire : les cours théoriques, les démonstrations pratiques, le thé et le secrétariat.

Elle ne se sent plus bien chez elle. L'envie de partir se fait jour, impérieuse. Quitter ce pays, à n'importe quel prix, s'éloigner du monde et de cette terre qui bouge, prélude à une apocalypse qu'elle pense imminente.

ENTRÉE EN SCÈNE DE PHILIPPE SOUCHARD

Elle appelle à l'aide et déclare vouloir passer la main. Elle contacte ses anciens élèves, les plus valables. Elle voudrait que l'un d'entre eux se dévoue, vienne se former auprès d'elle à l'enseignement et à la pédagogie. Sa demande ne rencontre aucun écho. Tous veulent qu'elle reste, tous veulent pouvoir continuer à venir apprendre, à présenter les cas difficiles. Mais personne ne veut se libérer quelques mois, vivre à ses côtés pour, à terme, prendre la relève. À sa demande ne répondent que des silences gênés, des excuses qui lui semblent dérisoires, misérables. Déception. Mais qui pouvait tout abandonner, famille, amis, cabinet, racines pour aller vivre avec un personnage aussi prégnant, envahissant ?

Seul changement, la création d'une association[24], l'AMIK, qu'elle appelait de ses vœux depuis longtemps. Son objet : organiser les liens amicaux entre ses élèves et l'aider à promouvoir la méthode en la débarrassant de tout le relationnel avec la profession et avec la Faculté. Elle sent confusément qu'il vaudrait mieux que quelqu'un fasse le tampon entre elle et l'incontournable corps médical[25]. Les statuts de cette association sont bâclés, elle a horreur des paperasses et se méfie des hommes de loi.

Résultat : quand, dix ans plus tard, elle entrera en conflit avec les dirigeants de l'association, en démissionnera et voudra la dissoudre, elle réalisera que, juridiquement, elle n'en a pas le pouvoir et que des gens qui, à ses yeux, ont démérité, peuvent continuer à utiliser son nom, impunément.

C'est alors qu'un médecin, le docteur Lacrambes, s'entiche de la méthode et veut venir suivre le stage. Elle refuse : toujours sa prévention à l'égard des médecins. Leur suffisance, leur esprit de caste lui ont fait comprendre, il y a longtemps déjà, que si un jour ils admettaient le bien-fondé de sa méthode, celle-ci lui échapperait, qu'ils se l'approprieraient, la dénatureraient pour l'intégrer au paysage médical existant. Il propose alors de lui envoyer son collaborateur, un certain Philippe Souchard. Elle accepte. Elle le fait venir secrètement en dehors des stages pour lui apprendre la méthode à marche forcée. Elle le trouve intelligent, travailleur. Très vite, elle voit en lui son fils spirituel.

---

24. *AMIK : Association mézièriste internationale de kinésithérapie.*

25. *Ses rapports avec la Faculté sont toujours houleux et souvent émaillés d'incidents. Pour exemple : en 1977, au CHU de Bordeaux, au cours d'une conférence, elle entra dans une grande colère contre un auditeur qui lui objectait que nul ne peut prétendre détenir la vérité. Elle le renvoya vertement à ses bouquins pour qu'il aille apprendre son anatomie. Cet auditeur anonyme n'était autre que le professeur Sénégas, orthopédiste de renom, professeur d'anatomie et gloire locale. Encore aujourd'hui, à Bordeaux, il suffit de prononcer le nom de Mézières pour que toutes les portes claquent…*

Il n'est pas bien perçu par les anciens et leur accueil est hostile. Mais ils sont mal à l'aise de s'être dérobés quand elle appelait à l'aide, alors leurs protestations se font mezza voce. Pourtant, certains d'entre eux se risquent à mettre Mézières en garde. Elle les reçoit vertement et le défend bec et ongles.

Le docteur Lacrambes lui dit : « Faites avec lui un bon contrat d'association et vous avez là un bourreau de travail qui vous soulagera de tout ce qui est intendance. Vous pourrez vous consacrer entièrement à ce qui vous passionne et prendre enfin de vraies vacances. »

Elle vend sa maison qui s'écroule[26], quitte ce pays saccagé qu'elle a tant aimé et qui le lui a si mal rendu. Et elle se réfugie chez Philippe Souchard, dans le Gers, à Saint-Mont.

L'ÉPISODE SAINT-MONT

C'est l'été 1974, il fait chaud et Mézières arrive à Saint-Mont, exténuée par le déménagement. Elle n'a pas où dormir. Souchard l'accueille chez lui, en attendant que la maison qu'elle a achetée se libère.

Au début, tout va très bien. Le pays est magnifique et paisible. On y mange bien et le vin est bon. À cette époque Mézières est disponible pour tous et surtout pour chacun. Elle apprécie la bonne chère et surtout les bons vins. Elle adore le Pacherenc et raffole du Madiran. Elle se laisse volontiers inviter par les uns et les autres. Excellente convive, elle part volontiers dans des discours interminables sur tous les sujets qui la passionnent : l'alchimie, l'astrologie,

---

26. Il est très difficile de savoir si ces tremblements de terre avaient une quelconque réalité. Il est vraisemblable qu'elle ait été traumatisée par le premier et que les suivants n'aient été que le fruit d'une profonde déprime, mâtinée d'angoisses de fin du monde. Mais d'un autre côté, les stagiaires de cette époque qui témoignent de ce que eux ne voyaient pas les fissures dont elle parlait, n'avaient ni son œil, ni sa sensibilité.

l'écologie, le maoïsme, les rapports hommes-femmes, le continent Mû, et bien d'autres. Elle lit beaucoup mais sans discernement. Elle a tendance à prendre pour argent comptant ce qui est écrit dans des livres parfois sérieux, mais parfois fantaisistes. Sa vie est compartimentée, ce qui donne l'impression à l'hôte du moment d'avoir auprès d'elle une place privilégiée. En fait, il est bien rare qu'elle refuse une invitation. On la connaît dans tous les bons restaurants du Gers et on lui déroule le tapis rouge. Elle tient incroyablement bien l'alcool, mais parfois on a pu la voir avec un petit coup dans le nez. Elle raconte en hurlant de rire qu'un soir, après un dîner bien arrosé, durant lequel elle avait sympathisé avec un colonel à la retraite, très bien élevé, elle avait eu quelques difficultés à rentrer la clef dans la serrure de la porte de sa voiture, une DAF blanche. Pendant qu'elle était en train de s'acharner sur le mécanisme, le colonel lui tendit sa clef en lui disant : « *Essayez donc avec celle-là, Mademoiselle, ce sera plus facile* ». La clef rentre du premier coup. Elle se tourne vers lui : « *Mais c'est épatant, c'est un passe-partout ?* ». « *Non,* dit-il, *mais c'est ma voiture* ». C'était une Peugeot, mais elle était blanche. Et de ponctuer l'anecdote par un éclat de rire gargantuesque qui fait se retourner tout le restaurant.

Comme prévu, déchargée de toutes les tâches administratives, elle peut se consacrer à sa pratique et à l'enseignement.

Dorénavant, c'est Souchard qui va organiser les stages[27]. Et le premier commence... le lendemain de son arrivée, prélude à une noria au rythme trop rapide pour Mézières qui n'est plus toute jeune. Il en organise en moyenne un tous les deux mois et ils sont de plus en plus fréquentés, jusqu'à cinquante personnes qui sont là, à la regarder travailler. Elle ne retrouve pas chez ceux-là l'intérêt de la génération Ile d'Elle et se sent très vite exploitée.

---

27. *Quoi que puisse en dire Mézières, il est incontestable qu'il a été pour beaucoup dans la notoriété de cette méthode.*

C'est qu'entre temps le livre de Thérèse Bertherat, « *Le corps a ses raisons* » est sorti en librairie et fait un tabac. La méthode a le vent en poupe. Si on ajoute à cela que Philippe Souchard est bon communicateur et que les kinésithérapeutes sont, de loin, les professionnels de santé qui suivent le plus de stages de formation, on comprend mieux que, dans les années 1975, Saint-Mont était devenu un incontournable du microcosme kinésithérapique. Et pas seulement en France : de toute l'Europe les professionnels affluent. Même du Nouveau Monde, ce qui est un exploit quand on connaît l'arrogance de la communauté médicale d'outre-Atlantique et le mépris souverain dans lequel on y tient ce qui se fait dans « la vieille Europe ».

Ce succès irrite. Les médecins n'entendent plus parler que de cette méthode et les patients réclament des prescriptions. Ils se sentent réduits à l'état de scribes et perdent leur suprématie de thérapeutes. Les caciques de la médecine physique et de la rééducation prennent ombrage de l'engouement général pour cette petite femme, nimbée d'une aura de gourou, qui fume la pipe et s'habille comme un homme. Les organisations professionnelles la boudent.

Cette pratique d'actes individuels et manufacturés est anachronique et peu porteuse. Elle s'inscrit assez mal dans le contexte de la société consumériste flamboyante. Inexploitable par les industriels : elle n'est pas susceptible de créer de la richesse en vendant des machines. Depuis quelques années, la kinésithérapie s'est laissée entraîner dans la spirale des multi-box : le prix des actes n'augmentant pas aussi vite que le coût de la vie, il faut augmenter le nombre d'actes. D'où l'intérêt des box et des machines, que l'on nomme pudiquement « plateau technique ». Mais les patients ne s'y trompent pas : après avoir goûté à un traitement de cette qualité, ils n'ont guère envie de revenir au travail à la chaîne. Leur enthousiasme est communicatif. Dans les années 1980, les téléphones des kinés n'arrêtent pas de sonner. Et toujours la même question : « Vous faites du Mézières ? ». Ces demandes récurrentes ont décidé beaucoup de professionnels à partir pour Saint-Mont. Les autres trouvent souvent commode de motiver leur refus de ce qu'ils ne connaissent pas[28] en se drapant dans une posture vertueusement anti-secte : « *On ne fait pas du Mézières, on entre en mézièrisme.* » Facile. Quand on veut noyer son chien, on dit qu'il a la gale !

Mais, ces farouches opposants font bientôt figures de dinosaures, tant le raz de marée Mézières a tendance a submerger la profession.

On pourrait croire que Mézières est ravie de cet engouement général pour sa méthode, qu'elle tient enfin sa revanche : la médecine lui avait claqué la porte au nez, elle revient par la fenêtre en s'imposant par les résultats sur les malades.

Contre toute attente, elle est irritée, elle ne se reconnaît pas dans cette multitude. Elle a toujours détesté la foule et celle-là la regarde comme une bête curieuse. Elle a l'impression qu'ils sont venus parce qu'ils ont vu de la lumière.

Alors elle commence ses stages en demandant aux participants pourquoi ils sont là. Ensuite, elle dit : « *Vous êtes tous kinés. Qui peut me dire quel est le principe fondamental de la gymnastique médicale classique ?* » Elle attend « la lutte contre la pesanteur », mais cette réponse ne tombe jamais. Elle interprète mal le silence gêné qui suit sa question. Elle tonne « *qu'ils ne réfléchissent pas, qu'ils ne s'intéressent pas à leur métier. Alors, que font-ils ici ? Que vais-je faire d'eux ? On ne fait pas de l'or avec de la m...* ». Elle a réellement du mal à intégrer qu'ils n'ont pas eu le même cursus qu'elle. À eux, Dolto n'a pas dit : « Vous voyez, on a la gravité en avant et la force derrière ». C'est tellement ancré dans l'inconscient collectif (et pas seulement dans celui de la profession), que cela constitue le socle tacite de la rééducation classique : c'est tellement consensuel qu'on ne le formule plus. C'est un acquis dont plus

---

28. *À cette époque, les écrits de Mézières sont rares et confidentiels, mais ils existent.*

personne n'est conscient, un peu comme l'eau qui coule quand on ouvre le robinet. Mézières, elle, avait connu ce temps où il n'y avait pas encore l'eau courante et en avait gardé le recul.

En fait, cette foule la respecte, l'admire et la craint : on voit parfois des anciens, en visite, terrorisés, tenter de se cacher derrière les minces colonnades de la salle de cours, de peur qu'elle ne les appelle au tapis. Ses colères sont homériques et semblent imprévisibles. Tout le monde se sent nul et nu sous son regard bleu derrière lequel chacun perçoit un esprit à part. Devant un génie, on ne peut pas se sentir bon. Et la médiocrité la met hors d'elle. Quand elle assiste à une séance, elle est assise sur une chaise et se tapote le mollet avec son bâton. Au rythme du bâton, tout le monde suit l'évolution de son agacement. Alors, plus les coups s'accélèrent, plus l'élève bredouille et cafouille. La panique le gagne. Ça finit toujours de la même façon : elle laisse tomber le bâton, se lève comme un ressort en vociférant et prend la direction de la séance.

Elle ne voit pas en eux des passionnés potentiels de sa méthode et se met à craindre pour elle. De partout lui viennent des échos qui l'inquiètent : pour répondre à la demande croissante, certains n'hésitent pas à prendre plusieurs patients en même temps, à écourter les séances, à les mitiger avec d'autres techniques, à se servir d'appareils, à facturer deux actes pour la durée d'une séance. Alors pour essayer de filtrer les demandes des kinésithérapeutes[29], elle institue un système de parrainage pour les inscriptions. Non contente de cela, elle demande aux stagiaires de signer un engagement à ne pratiquer que sa méthode. C'est donner du grain à moudre à ses détracteurs en consolidant son étiquette sectaire.

---

29. *Il y a, à certaines périodes, plus de deux ans de liste d'attente pour aller suivre la formation. Étonnant quand on sait que la formation dure un mois, ce qui représente un manque à gagner important pour un kiné libéral.*

Cette connotation négative sera durable et partiellement justifiée, même si l'intention n'était pas d'asservir des dévots mais de protéger, maladroitement, un esprit, une technique et... les patients.

En 1981, elle croit savoir que l'AMIK, l'association qu'elle avait créée mais d'avec laquelle elle prend ses distances, a entrepris des démarches au ministère pour essayer d'obtenir une lettre-clef pour la méthode. Celle-ci serait enfin prise en charge par les organismes sociaux et à un meilleur tarif que les autres actes de kiné. De quoi réjouir les patients et les thérapeutes qui se voient déjà pouvoir demander plus cher pour des actes qui sont effectivement plus longs. Cette nouvelle, qui aurait dû la ravir, la panique littéralement. Elle dit : « *Plus un bateau est gros plus vite il coule. Déjà maintenant, on voit un tas de gens qui prétendent faire du Mézières sans avoir suivi la formation et qui font n'importe quoi. S'il suffit de marquer sur les feuilles maladie « méthode Mézières » pour pouvoir demander plus cher, c'est la fin de la méthode.* »

Et elle envoie un émissaire pour mettre en échec cette tentative. Au ministère, où l'on se soigne par la méthode, celui-ci n'obtient pas la confirmation d'une démarche dans ce sens, mais on lui précise qu'un pareil projet n'aurait aucune chance d'aboutir : le gouvernement qui donnerait son aval serait immédiatement accusé de favoriser une médecine à deux vitesses.

Rapidement, elle rend son nouvel associé, Philippe Souchard, responsable de la dérive du « mézièrisme[30] ». Fin de l'état de grâce.

Pêle-mêle, elle stigmatise, les stages trop fréquents, leur population pléthorique et non filtrée, les thérapies diverses, sans rapport avec la méthode qui sont pratiquées sous le toit de Souchard, qu'il a depuis baptisé « centre Mézières ». La pierre est sur la pente.

---

30. On verra plus loin ce qu'il y a lieu de penser de cette appellation.

LE PREMIER SCHISME

Elle se plaint de ce que, depuis son arrivée à Saint-Mont, son associé n'est plus venu travailler avec elle, et juge fantaisistes les techniques qu'il invente. Elle affirme qu'il se « *pousse du col auprès des stagiaires en explicitant scientifiquement ma méthode. Et après, il leur montre du cric-crac*[31] *et une soupe de concepts exotiques* ».

Elle enrage : le syncrétisme n'est pas vraiment sa tasse de thé ; plutôt un infâme brouet. Elle n'a rien contre l'ostéopathie, elle a beaucoup d'amis acupuncteurs et elle ne se soigne qu'avec de l'homéopathie. Mais elle n'aime pas les amateurs, « *les touche-à-tout qui souvent sont surtout des bons à rien* »[32]. Sa pratique, elle la situe bien au-delà d'une simple méthode, à mi-chemin entre une spécialité et une ascèse. Elle n'aime que les spécialistes et ne respecte que les virtuoses.

La tension monte et, comme à l'accoutumée avec Mézières, le désamour est à la hauteur de l'espoir qu'elle avait fondé.

Elle proteste qu'il s'agit de bien autre chose que d'une crise passagère. C'est le substrat scientifique de son message qui est en cause et qu'elle veut défendre. Elle entend parler os là où elle ne voit que muscles et méridiens là où elle voudrait entendre chaînes.

Elle écrit[33] : « *Quant à notre étincelant bélître et à ses émules, ils ne savent qu'abâtardir tout ce qu'ils touchent.* »

---

31. *« Cric-crac » : expression consacrée de Mézières, désignant toutes les thérapies minute, ce que les Anglo-saxons appellent « quick fix », et en particulier une certaine conception de l'ostéopathie.*

32. *À leur décharge, la grande richesse de la kinésithérapie : cette profession ouvre des horizons si vastes que, pour beaucoup, une spécialisation est synonyme d'enfermement. Les méthodes étant nombreuses, la tentation de picorer conduit facilement le jeune professionnel dans les filets des enseignants multi-cartes.*

33. *Originalité de la méthode Mézières.*

Lorsqu'elle exige des stagiaires qu'ils n'aillent plus aux cours de son associé, nombreux sont ceux qui choisissent de suivre « le père » et ce premier schisme, qui scelle l'avenir de la mouvance, en annonce un deuxième.

Le cercle des fidèles se réduit et sa simple présence dans les murs du « centre Mézières » apparaît comme une caution de ce qu'on y fait.

Elle en est consciente. Très tôt, elle avait voulu partir, quitter Saint-Mont et créer ses écoles. C'est alors qu'elle s'était rendu compte qu'elle était liée par le contrat d'association. Une clause précisait que celui des deux associés qui serait absent à plus de deux stages consécutifs laisserait la propriété de la marque et la jouissance de l'enseignement à l'autre. Piégée. Elle est obligée d'aller en justice pour s'en sortir[34]. Les procès traînent et, pendant toutes ces années, elle est obligée d'être présente aux stages et de supporter l'insupportable. Elle gagne tout, mais, d'une certaine façon, y laisse tout : sa bienveillance, son humanité et ses amis. Elle n'est plus qu'une plaie ouverte de laquelle suinte l'amertume, la suspicion à l'encontre du genre humain en général et des mâles en particulier.

LE DEUXIÈME SCHISME

« Si j'avais mieux compris tout ce qui a été dit avant moi, je me serais bien gardé d'y ajouter. » — *Goethe*

Elle commence à prendre des postures paranoïaques. De rugueuse, elle devient urticante. Les jeunes générations de stagiaires ne voient en elle qu'une vieille femme aigrie et jalouse. Une has been. Elle ne montre plus certaines techniques de peur qu'on la pille. Elle rejette, globalement et à priori, tous les nouveaux venus.

---

34. Elle lui intente deux procès : l'un pour rompre l'association, l'autre parce que Souchard vient de sortir un livre « Posture Mézières » qui est un recueil de photographies de postures. Une hérésie pour Mézières. De plus il se sert de son nom sans y être autorisé.

Même les fidèles d'entre les fidèles, les disciples de la première heure cessent de venir dans le Gers à cause de l'atmosphère pestilentielle qui règne chez elle et aussi par crainte qu'elle ne puisse imaginer une accointance occulte avec Souchard, « le fossoyeur » de sa méthode.

Ce fut le cas pour Christian Bérard. Exerçant à Bordeaux où il était connu et respecté, il faisait partie du premier cercle de Mézières[35] ; homme droit, profondément humaniste, fidèle en amitié et praticien hors pair. Elle entretenait avec lui et sa famille des rapports plus que privilégiés. Elle avait chez les Bérard le gîte et le couvert toute l'année et venait régulièrement s'y réfugier quand l'atmosphère du « centre Mézières » lui devenait par trop insupportable. Elle le croisa un jour qu'il venait rendre visite à ses parents qui habitaient non loin, à Riscles. Rien ni personne ne put sortir de la tête de Mézières qu'il était venu passer des accords secrets avec Souchard. Elle l'excommunia de manière définitive. Christian Bérard en resta marqué, meurtri.

Mézières se laisse aller à un manichéisme qui provoque des réactions de rejet même chez les plus proches : on est avec elle ou contre elle. Si on est avec elle, on prend fait et cause pour elle, aveuglément, et surtout on n'essaie pas d'influer sur ses décisions, fussent-elles iniques. Sinon c'est qu'on est contre elle et c'est la disgrâce sans appel. Cette alternative, qui est en filigrane dans tous ses rapports humains, achève de faire le vide autour d'elle.

À cela il faut ajouter que sa défiance à l'égard du mâle s'est transformée en franche détestation. Elle les met tous dans le même

35. *Dans les années 1980, Mézières prépare l'après Saint-Mont. Elle envisage de créer des écoles aux quatre coins du pays. Elle demande alors à deux personnes de commencer à se préparer pour ces nouvelles fonctions : Christian Bérard d'abord, Michaël Nisand ensuite.*

sac sans autre forme de procès. Tous des machos ! Et quand l'un d'entre eux n'en présente aucun des stigmates, c'est qu'il cache bien son jeu. Sale temps pour les chromosomes Y !

En 1982 a lieu un congrès à Strasbourg. L'atmosphère est électrique. Les anciens sont venus en masse. À la fin du congrès, elle se lance dans un réquisitoire véhément, argue d'une dérive de l'éthique de l'AMIK et évoque la manœuvre auprès du ministre pour faire accepter un « chiffre » pour la méthode. Et, dans la foulée, elle démissionne officiellement de l'association[36]. En fait, ce qu'elle ne pardonne pas, c'est que cette association qu'elle a créée, que tous ces gens qui disent la respecter et aimer sa méthode, ne prennent pas parti pour elle contre Philippe Souchard. En démissionnant, elle est sûre que c'est la dissolution automatique. Représailles.

Mais il y a de la résistance dans l'air. Le ton monte. Elle déclare à plusieurs centaines de professionnels en colère que « *les kinésithérapeutes, c'est la lie de la vie civile* ».

On lui arrache le micro. L'horreur. Le deuxième schisme est consommé.

Quelques jours après, elle demande par écrit qu'on retire son nom de l'intitulé de l'association, ce qui, dans son esprit, force la dissolution.

Ils ne veulent pas voir leur association, leur lien disparaître pour une querelle qui ne les regarde pas. Ils refusent de laisser tant de travail et d'espoir partir à vau-l'eau. Alors, ils consultent un avocat qui leur confirme qu'elle ne peut pas les empêcher de continuer, même sans elle et que, de plus, elle ne peut même pas les obliger à retirer le nom « Mézières » de l'intitulé de l'association. Ils le conservent donc. Mais désormais la personne qui le porte les méprise souverainement, et le fait savoir.

---

36. Elle en était la présidente.

FRANÇOISE MEZIÈRES

AMIK
5, rue Leroy

38100 GRENOBLE

Le 4 février 1985

Méthode MEZIERES
Recommandée avec Accusé de Réception.

Messieurs,

Comme vous vous en êtes fait l'écho dans le courant de l'année 1984, je tiens à vous informer de la reprise de l'enseignement de la méthode qui porte mon nom.

Afin qu'aucune confusion ne puisse être entretenue avec les activités de votre Association, je vous mets en demeure par la présente lettre recommandée avec accusé de réception de faire disparaître de la raison sociale de celle-ci mon nom dont je n'avais concédé l'usage qu'à titre précaire et pour assurer le respect de ma méthode.

Je vous mets églament en demeure de ne rien écrire ou publier sous mon nom où le nom de méthode MEZIERES qui ne soit au préalable approuvé par moi où qui ne corresponde strictement à ma méthode.

J'adresse copie de la présente lettre aux Délégués Régionaux de l'AMIK dont le nom et l'adresse m'ont été rélévés à ce jour, en vous laissant le soin de faire assurer le complément de diffusion qui convient.

Veuillez agréer, Messieurs, l'expression de mes sentiments distingués.

Copie à Monsieur MICHON
Monsieur LUCAS
Monsieur GUERIN
" MENGUAL
" ARNAUD
Monsieur PATTE

F. Mezières

Lettre de démission de Françoise Mézières

Elle renie en bloc tous ceux qui restent au sein de cette organisation qu'elle avait pourtant appelée de ses vœux mais qu'elle n'a pas les moyens de dissoudre. Nombreux sont ceux qui garderont à son égard le ressentiment profond de l'enfant mal-aimé. Et cette souffrance, qu'elle ne connaît que trop bien, d'une relation maternelle calamiteuse, elle va désormais l'imposer à plusieurs centaines de personnes.

En fait, elle leur fait le coup du Petit Poucet. Mais sans les cailloux. Seuls, ils n'ont aucune chance.

Et, exactement comme elle l'avait fait avec sa propre mère, ils vont d'abord tenter de la séduire par leurs travaux, leur application, leurs résultats. Mais très vite, le dépit prend le dessus et puisqu'elle ne les aime pas et qu'ils sont dans leur droit, ils s'appliquent à se démarquer d'elle, à faire évoluer la méthode, ce qui, à ses yeux à elle, ne fait que la dénaturer. Tout se passe comme s'ils voulaient montrer, à cette mère qui ne les aime plus, qu'ils n'ont plus besoin d'elle.

Insensiblement, de concept modifié en technique bricolée, ils redécouvrent la rééducation classique, avec émerveillement : renforcement musculaire, stretching des muscles isolés, travail de l'inspiration, travail de la proprioception (rebaptisée « ressenti »), séances de groupes[37], ergothérapie, entraînement du geste sportif, etc.

Ils modifient les statuts de leur association et cette amicale professionnelle se promeut en société d'enseignement. La méthode revisitée qu'ils proposent porte le nom de Mézières, comme si elle était déjà défunte et qu'ils voulaient l'honorer en poursuivant son œuvre.

Mais voilà, elle vit encore, progresse et enseigne.

---

37. *Ateliers-rencontres de l'AMIK : 21 septembre 1996, 12 octobre 1996 et 30 novembre 1996.*

Dans ces années 1980, Mézières est au sommet de sa notoriété. Depuis bien longtemps déjà, celle-ci ne se limite plus au Landernau de la rééducation : auprès du grand public, elle est énorme. Du jamais vu dans le domaine somme toute restreint de la kinésithérapie. On lui demande des conférences partout. Elle en donne quelques-unes et les salles ne désemplissent pas. En février 1984, à la Sorbonne, l'amphithéâtre est archi-plein. Il y a des gens assis sur toutes les marches, au pied de son pupitre et même dessus. Et la file de ceux qui veulent encore entrer s'étire sur le trottoir et hurle qu'il faut changer d'amphi, qu'il y en a de plus grands. On est au bord de l'émeute. Le président de séance s'en sort en transmettant au-dehors, aux exclus, la promesse de Mézières de revenir pour une deuxième conférence. Elle n'aura jamais lieu : la Sorbonne lui téléphone quelques jours avant pour lui demander l'autorisation d'enregistrer son exposé. Procédure habituelle. Elle refuse : *« On va de nouveau se faire du fric sur mon dos en vendant ces cassettes enregistrées. Je ne supporte plus qu'on m'exploite, moi et ma méthode. Je ne supporte plus ce mercantilisme qui pourrit tout. »* La Sorbonne bat en retraite et la rassure. On ne l'enregistrera pas. Elle annule quand même la conférence en arguant de ce qu'elle ne pourra pas contrôler ce qui se fait derrière les vitres fumées du studio d'enregistrement.

Cet incident en dit long sur l'état d'esprit de Mézières à cette époque. Elle ne supporte plus l'argent et tous ceux qui tournent autour de sa méthode. Là où chacun verrait un intérêt pour le message scientifique, elle ne perçoit que convoitise et esprit de lucre. Elle ne fait guère plus confiance à l'administration de ce fleuron de l'Université française, qu'à ses meilleurs élèves qu'elle tente d'écarter de sa méthode.

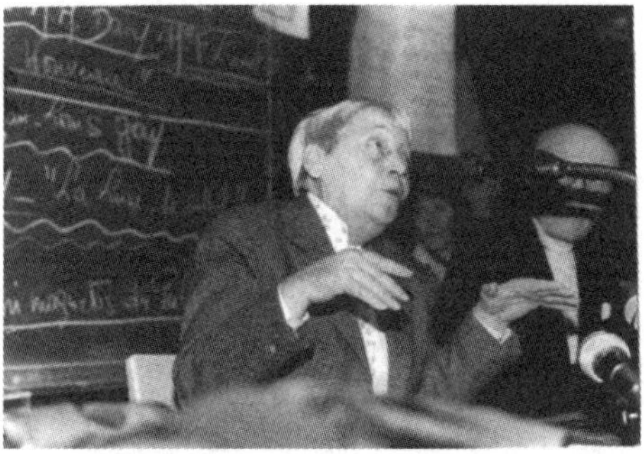

Une oratrice exceptionnelle

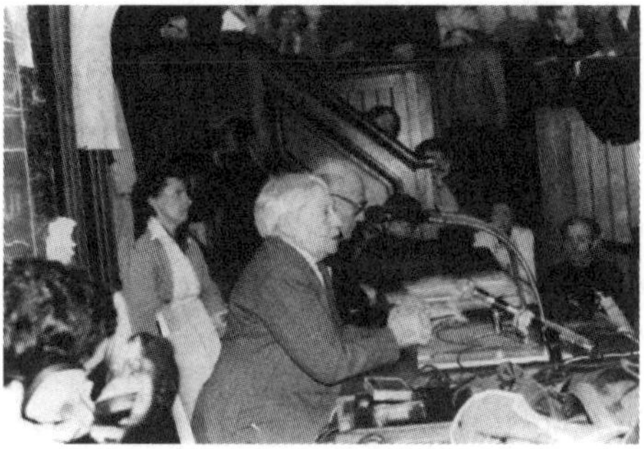

A la Sorbonne :
l'amphithéâtre archicomble

L'AUTOMNE

C'est à la fin de la terrible période de Saint-Mont qu'une stagiaire s'installe chez elle. Elle est venue pour lui faire faire des inhalations pour une mauvaise toux. Elle s'appelle Joëlle Picot et ne la quittera plus, jusqu'à son dernier souffle[38].

---

38. Joëlle Picot deviendra son héritière universelle.

En 1985, les deux femmes quittent le Gers et s'installent dans une propriété à Noisy-sur-Écoles, près de Fontainebleau. C'est à côté, à Milly-la-Forêt, qu'avait grandi Camille Claudel, une autre grande et talentueuse victime des hommes.

Gouvernante fidèle et cerbère redoutable, Joëlle Picot, vraisemblablement sur ordre, éconduit les derniers fidèles qui recherchent le contact avec le maître. Ils traversent parfois toute la France pour passer quelques instants auprès de Françoise Mézières. Mais à l'arrivée la grille de fer reste close. Le téléphone est en permanence sur répondeur. Injoignable.

Cet isolement hermétique des dernières années créera beaucoup d'amertume et d'incompréhension. Même absente, Mézières bouleverse les êtres qu'elle a côtoyés. Quel changement par rapport aux années bénies de l'Ile d'Elle et aux premiers temps de Saint-Mont !

Où est passée sa bienveillance, sa gentillesse, son affabilité ? Qu'est devenue son hospitalité, son humanisme et sa compassion ?

Elle est exténuée par toutes ces années de combat et d'adversité. Elle ne prend jamais de vacances et n'arrive plus à assumer le travail au tapis, les articles qu'on lui réclame, les courriers avec les avocats, les mauvaises nouvelles et les tâches ménagères. La perspective d'une lessive lui occupe toute une journée. L'entrée en scène de Joëlle Picot est une vraie bénédiction.

Depuis dix ans, elle souffre d'une hanche et déploie des trésors d'ingéniosité afin que personne ne la voie boiter[39]. Sa santé est devenue précaire. Elle se dégrade vite. Elle fume trop et explique que c'est « *pour tenir debout* ».

---

39. Après une conférence, elle attend que tout le monde soit parti pour se lever. Les auditeurs croient que c'est pour répondre aux questions des retardataires et en profitent. Les sorties sont interminables car elle ne veut pas de témoins à son infirmité.

Et puis, elle essaie de s'appliquer sa méthode. Mauvaise idée. Il lui arrive souvent de quitter ses invités en annonçant : « *Excusez-moi, il faut que j'aille me remettre en plis* ». Ces séances d'auto-postures sont désastreuses. Elle ne s'en rend compte que bien des années plus tard, quand elle demande à l'un de ses proches de la posturer[40]. Son corps porte les stigmates, non seulement des épreuves passées et du travail de tâcheron, mais aussi des erreurs inévitables dues aux auto-postures, travail à l'aveugle. La méthode qu'elle a inventée est efficace et, comme toute thérapie efficace, mal appliquée elle peut devenir dangereuse. Elle réalise le désastre et, du jour au lendemain, elle interdit cette pratique à ses élèves, après l'avoir recommandée, exigée pendant des décennies. On ne change pas ainsi de cap, surtout quand on prétend ne pas suivre la ligne de la plus grande pente : les auto-postures s'inscrivent dans le cadre du fantasme de l'automédication et du lieu commun de la « prise en charge personnelle ». Le public les réclame, les patients les demandent et... ne les font pas.

Souhait sincère et louable d'entretenir les résultats, ou désir inavouable d'un objet pour la mauvaise conscience quotidienne du travail non fait ? Toujours est-il qu'elles sont encore recommandées aujourd'hui par nombre de ses élèves.

Malgré son état de santé, elle souhaite quand même organiser des stages mais ne veut plus entendre parler des Français. Elle les boude, les inexiste. Elle aime la musicalité de la langue italienne et apprécie l'élégance des Italiens. Elle enseignera donc pour eux essentiellement. Ce ne sont pas des mufles, eux !

Beaucoup de ces stages sont annulés à cause de sa fatigue. Elle fait appel à des anciens[41] pour venir la remplacer au pied levé. Ils

---

40. Aussi incroyable que cela puisse paraître, elle n'avait jamais demandé à personne de la posturer avant les années 1980. La méthode existait depuis plus de trente ans et des milliers de patients en avaient déjà bénéficié.

41. Il s'agit essentiellement de Laura Berthelet, Françoise Tisserand et Michaël Nisand.

viennent à leur corps défendant, à reculons. Ils tiennent à elle et ne peuvent rien lui refuser. Mais ils connaissent le côté carnassier de Mézières et savent qu'avec elle, la roche Tarpéienne est proche du Capitole. La disgrâce guette celle - et surtout celui - qui s'approche de trop près.

À l'un de ces stages, Mézières est trop faible pour assister au cours. Alors elle fait installer un micro pour écouter depuis sa chambre. Les enseignants ne l'apprendront qu'après. En ligne de mire, le contenu de ce qui est enseigné, bien sûr, mais surtout la nature des contacts entre ses élèves et ses chargés de mission. L'épisode Saint-Mont, probablement parce qu'il est intervenu au soir d'une vie plutôt tourmentée, a laissé des traces. Elle n'aurait jamais cru qu'un « *paltoquet, venu de nulle part et n'ayant jamais rien inventé*[42] », arriverait à lui damer le pion auprès de ses propres élèves. Ils s'étaient déplacés pour SA méthode. C'était elle l'inventeur et, sur le plan technique elle avait encore pas mal de longueurs d'avance sur tous ses challengers, et bien sûr sur celui-là, « *puisqu'il ne va jamais au tapis et ne pratique que le cric-crac sur les malades* ». Comment avaient-ils pu suivre ce « *flagorneur et ses recettes de cuisine* », alors qu'ils étaient venus pour apprendre un art rare et difficile ? « *Ce sont des pourceaux ! Des perles pour des pourceaux. Comment voulez-vous qu'ils fassent la différence ?* »

Et si cela s'était produit une fois, cela pouvait se reproduire.

L'HIVER

Mais en plus de ce passé récent et qui pèse lourd, il y a le fait qu'elle est maintenant malade, qu'elle se déplace difficilement et pas tous les jours. Elle garde la chambre des journées entières et il

---

42. *Dès qu'elle aborde le sujet de son ex-associé, le discours ne fait plus dans la nuance, mais le vocabulaire reste pittoresque. On aime ou on n'aime pas, mais il faut lui reconnaître un sens certain de la formule.*

n'est plus question d'aller au tapis. Elle souffre beaucoup de ne plus pouvoir toucher, pétrir la chair, faire corps avec les patients, se fondre en eux. Mais surtout, elle est obligée d'assister, impuissante, au spectacle de SA méthode pratiquée et enseignée, à sa demande, par quelqu'un d'autre. C'est pire que de regarder son propre cadavre, c'est observer l'Aimé aimer quelqu'un d'autre. Pour les enseignants, c'est l'enfer : ils ont l'impression qu'ils sont en train de déguster le miel du grizzli sous ses yeux. Peu de chances que cela se passe bien.

Lors des derniers stages à Noisy, micro et caméra sont officiels. Un progrès. Pour éviter tout contact avec les stagiaires -ce qui aurait introduit la suspicion et aurait signé l'excommunication-, l'enseignant se réfugie aux toilettes durant les pauses et dès que son cours est terminé, il s'éclipse.

C'est pendant une promenade dans le parc de la propriété de Noisy qu'elle eut ce propos : « *La méthode est en grand danger. Sa notoriété est en train de la tuer : il y a tant de kinés qui, à présent, prétendent la pratiquer sans l'avoir jamais apprise. Et ce sont les plus cancres qui ouvrent des écoles... Durant toute ma carrière, j'ai dû enseigner à près de mille cinq cents personnes. S'il y en a cinquante qui sont bons, c'est le bout du monde. À ce train-là, il n'y en a pas pour longtemps.* »[43]

Son interlocuteur lui répond que le danger est bien réel, mais qu'elle n'a rien fait pour protéger son œuvre et qu'elle a donc mauvaise grâce de s'en émouvoir. Les mots sont sortis trop vite et il attend les foudres. À sa grande surprise, elle s'arrête de marcher, le regarde, semble réfléchir intensément et finit par lâcher :

---

43. *Cette lamentation était récurrente et un rien agaçante : quelques semaines auparavant, elle avait demandé à ce proche de lui coucher sur le papier les mesures que, selon lui, elle devrait prendre pour sauver son œuvre. Elle n'avait tenu compte d'aucune des recommandations figurant dans son mémoire.*

- Vous avez raison. Mais c'est le sort de toutes les grandes inventions humaines : elles disparaissent avec leur inventeur et sont re-découvertes, des siècles plus tard, grâce aux écrits du même inventeur.

- Il y a parfois des loupés : beaucoup croient encore aujourd'hui que c'est Christophe Colomb qui a découvert l'Amérique.

- Oui, mais ça c'est à cause des jésuites.

Conversation informelle ou expression d'un authentique projet ?[44]

Sa vie fut tourmentée et difficile, sa mort ne fut pas facile.
Françoise Mézières a arrêté de se battre le 17 octobre 1991.

---

44. La Reconstruction Posturale est née de cet échange et du refus que soit perdu un pareil trésor, désormais patrimoine de l'humanité.

2

NAISSANCE D'UNE MÉTHODE

Avec l'observation princeps, Françoise Mézières avait « mis un pied dans la porte ». C'était l'événement fondateur. À telle enseigne qu'elle débutera toutes ses conférences, jusqu'à sa mort, en la racontant et en la racontant encore. Normal, tout est là.

On peut penser qu'elle a eu de la chance. Certes, mais encore fallait-il être perméable à ce qui dérange, accepter de voir et d'apporter les conclusions, fussent-elles iconoclastes. Encore fallait-il avoir le talent, les connaissances, l'intelligence et le courage pour aller plus loin, pour transformer l'essai.

Oui, le courage, car il n'est pas confortable de se dresser tout seul pour déclarer que tout est faux. Tout ce qui a été enseigné depuis des lustres, et l'est encore, sur la mécanique humaine et les causes présumées de ses dysfonctionnements, tout était faux. Seule elle, Mézières avait tout juste ! Pas facile de se dresser pour clamer cela. La camisole guette.

Mais le jeu en valait la chandelle : ses résultats sur des pathologies incurables jusque-là, sinon par la chirurgie, imposeront plus tard sa méthode, comme "la voie royale des thérapies corporelles".

Mézières et sa découverte représentent un séisme difficile à gommer. Dans les années 1980, lorsqu'elle était au sommet de sa notoriété, on aurait pu penser que désormais, rien ne serait jamais plus comme avant. Il n'en est rien : après la phase de rejet passionnel, est venue la phase de dilution, la stratégie de l'édredon. On ne remit en question ni les concepts existants, ni les techniques pratiquées. On rajouta quelques gadgets, quelques trucs de Mézières à ce que l'on faisait avant. L'écume. Et on déclara que la méthode de mademoiselle Mézières est une « flèche de plus dans le carquois du kinésithérapeute ». Cette stratégie perverse avait le don de faire monter Mézières sur ses grands chevaux. Ce n'était jamais que la continuation de la dérobade de Dolto.

Pour bien comprendre à quel point le concept de Mézières dénotait dans le paysage, il est nécessaire de faire l'état des lieux de la kinésithérapie de l'époque. Précisons d'emblée que ce qui suit n'a pas beaucoup changé.

AVANT MÉZIÈRES : LA VISION GRAVITAIRE

Le concept fondamental qui préside à tout acte de gymnastique médicale classique a été lumineusement résumé en une phrase par Dolto : « On a le poids en avant et la force en arrière ».

Pour les classiques, si on a besoin de force (celle qui est « en arrière »), c'est parce que, le poids étant en avant, il nous ferait tomber, le nez dans le ruisseau, s'il n'était contrebalancé par la puissance des muscles dorsaux. L'ennemi, c'est la pesanteur qui nous écrase au sol ; l'alliée c'est la force qui nous permet de lutter contre elle, de nous ériger malgré elle. Si nous tenons debout, si nous ne sommes pas trop déformés, c'est envers et contre la pesanteur.

COMMENT S'EST FORMÉE LA MUSCULATURE ACTUELLE, OU : DU SERPENT AU BIPÈDE

Pour remonter aux sources du credo de Dolto, qui est aussi le socle conceptuel de la gymnastique médicale classique, il nous faut revenir au quadrupède.

Pour les classiques, le passage, il y a quelques millions d'années, de la position à quatre pattes à la position érigée, qui est le propre de l'homme, n'a pu se faire que grâce à la force des muscles postérieurs.

Le premier vertébré apparu sur terre est sans doute le serpent[45]. Son appareil locomoteur est composé essentiellement d'une colonne vertébrale et de muscles paravertébraux, c'est-à-dire situés de part et d'autre de la colonne. Il n'a quasiment pas de muscles sur l'avant du corps.

Apparurent ensuite les sauriens : crocodiles, lézards... Aux muscles de la colonne vertébrale s'ajoutent, d'une part le diaphragme et, d'autre part, les rotateurs internes qui permettent de tourner les pattes vers l'intérieur. Ils n'ont pas de rotateurs externes pour tourner les pattes vers le dehors. Ceci explique que, devant un obstacle, les sauriens doivent faire un demi-tour, la marche arrière leur est impossible. D'où aussi, cette accélération des crocodiles qui descendent vers l'eau : ils n'ont aucun muscle pour freiner.

Puis ont apparu les quadrupèdes. Incontestable progrès en matière d'économie d'énergie liée à la locomotion : leurs membres ayant migré sous le corps, ils ne sont plus obligés de faire une « pompe » pour décoller leur ventre du sol chaque fois qu'ils veulent se déplacer. C'est autant d'énergie économisée avant, mais aussi pendant le déplacement. Leur musculature aussi se perfectionne, mais, sans doute à cause de leur antériorité, les trois groupes musculaires archaïques : paravertébraux, diaphragme, rotateurs internes, restent les plus forts.

Enfin, un quadrupède se dresse sur ses pattes postérieures et reste dans cette position instable, c'est l'homo erectus. Comment peut-il la conserver ? C'est à partir de là que les idées de Françoise Mézières divergent des idées classiques.

---

45. Certaines écoles de paléontologie placent l'apparition du saurien antérieurement par rapport aux ophidiens. En d'autres termes, les serpents seraient des crocodiles qui auraient perdu leurs pattes. En l'occurrence, ces querelles scolastiques ne changent pas grand-chose à notre propos.

LA STATION DEBOUT : UNE HISTOIRE DE MUSCLES POUR LES CLASSIQUES

Tant qu'il a vécu à quatre pattes, l'ancêtre de l'homo erectus a eu la colonne vertébrale au-dessus et les viscères en dessous. Quand il se redresse, il a la colonne en arrière et les viscères en avant. Son équilibre se trouve compromis. Il est attiré en avant par le poids des viscères et des côtes. Pour éviter de retomber en avant sous l'action de la pesanteur, il a besoin d'une force qui le tire en arrière : celle des muscles paravertébraux. Ces derniers sont donc baptisés « érecteurs de la colonne vertébrale», ou encore « extenseurs », et il va falloir les renforcer. Il faut également renforcer les muscles abdominaux qui, avec les muscles du dos, forment une sorte de gainage de la colonne vertébrale. On parle de poutre composite. Ce système assurerait à la colonne vertébrale la rigidité qu'exige la station debout.

Pour les classiques, donc, l'ennemi de notre statique est la gravité : elle nous déforme, nous désaligne, nous tasse, jusqu'à effondrer notre voûte plantaire. Si notre statique est altérée, si nous nous tenons mal, si notre dos se voûte, c'est que nos muscles extenseurs sont trop faibles.

Pendant longtemps, ce postulat érigé en dogme, n'a pas été remis en question.

Partant de là, il n'est qu'une seule recette pour se tenir correctement : se muscler, faire des efforts, beaucoup travailler, renforcer les muscles érecteurs, et cela, quelle que soit la déformation.

UN POSTULAT ERRONÉ

Et pourtant, affirmer ainsi que la station debout est une affaire de muscles, c'est faire fi d'un certain nombre de réalités. L'hypothèse d'une faiblesse musculaire responsable de déformations permanentes du corps ne trouve aucune justification scientifique. Les investigations électrophysiologiques (détection de l'activité musculaire) infirment même cette hypothèse de travail. En position debout spontanée, l'activité électrique des muscles du dos est minime, voire nulle. Ce qui veut dire qu'ils ne travaillent pas lorsqu'on est debout, immobile. Ils ne se mettent au travail qu'à partir du moment où l'on se met en mouvement. Or, s'il n'y a pas besoin de force musculaire pour tenir debout, cela veut dire qu'une vilaine position debout n'est pas le résultat d'un manque de force musculaire.

Mais alors, comment tient-on debout ?

UN PEU DE PHYSIQUE

En physique, on dit qu'un corps est en équilibre lorsque aucune force n'est nécessaire pour l'empêcher de tomber. Pour cela il faut que son centre de gravité se projette à l'intérieur d'une surface au sol délimitée par ses points d'appui, le polygone de sustentation ***(voir fig.1, page I)***.

Pour le quadrupède, pas de problème. Son centre de gravité, quoi qu'il fasse, ou presque, se projette toujours à l'intérieur de la surface délimitée par ses quatre pattes. Les chevaux dorment debout ***(voir fig.2, page I)***.

Mais, dès lors que ce quadrupède a la prétention de s'ériger sur ses postérieurs et de rester dans cette position instable, le problème de l'équilibre devient épineux. Pour s'en convaincre, il suffit de regarder les chiens savants : leur position debout, très précaire, fait beaucoup penser à celle d'un humain perché sur des échasses. L'équilibre est instable et coûteux en énergie. Le surplace est impossible. La chute guette parce que le polygone de sustentation est réduit au pourtour des points d'appui au sol. Dans le cas du chien savant comme dans celui de l'homme sur des échasses, ça ne fait pas beaucoup de surface. Les corrections d'équilibre nécessaires pour ne pas tomber sont tellement importantes que ces situations ne sont pas viables : les chiens ne restent pas debout et l'homme sur des échasses est obligé de se déplacer sans cesse. L'équilibre instable ainsi réalisé est absolument équivalent à celui du manche à balai que l'on essaie de tenir vertical au creux de la main. En physique cela s'appelle la « résonance paramétrique ».

Les premiers homo sapiens qui s'essayèrent à la verticalité ont, sans aucun doute, été confrontés à ce problème de physique. Pour rendre la position debout confortable et moins gourmande en énergie, une seule solution : il faut agrandir le polygone de sustentation, la surface des appuis au sol.

Le chien savant se tient sur le bout des orteils. Son talon est à mi-hauteur de la patte. S'il voulait s'en servir pour agrandir son polygone, il faudrait d'abord qu'il le descende au sol. Pour cela, il faudrait que les muscles postérieurs de ses pattes acceptent l'étirement car du coup, le talon deviendrait une poulie de réflexion autour de laquelle ils seraient obligés de se réfléchir.

C'est exactement ce que les premiers bipèdes furent contraints de faire : descendre le talon au sol. L'inconvénient est que cela engendre des tensions musculaires. Mais l'avantage est énorme : au lieu d'avoir un polygone réduit à la seule surface des orteils, la dépose du talon l'agrandit à la surface du pied entier.

Mais ce n'est pas suffisant. Pour bénéficier d'un polygone encore plus grand, l'homo erectus écarte les pieds[46] et déplace ses masses corporelles : bassin et tête en avant ; épaules en arrière.

Ce que le funambule effectue, à l'aide de son balancier, d'un côté à l'autre, l'homme debout le fait, d'arrière en avant, grâce à son déplacement des masses[47].

---

46. *Personne ne reste spontanément debout, pieds joints.*

47. *Il le fait aussi d'un côté à l'autre en cas de port de charge sur une épaule, par exemple.*

Et pour tout cela, point n'est besoin de force. Il faut juste de la longueur de muscles. Et c'est justement là que ça pêche.

Tous ces processus de la verticalisation, du passage de la position quadrupédique à la position bipède, sont bien connus et font l'objet d'un consensus de la communauté scientifique. Les études d'électrophysiologie qui ont montré que la station debout ne nécessite aucune force sont déjà fort anciennes. C'est une position d'équilibre, au sens de la physique.

Mais le microcosme de la rééducation continue à faire l'impasse sur ces travaux, ce qui lui permet de ne pas avoir à reconsidérer les concepts fondateurs de la kinésithérapie.

Ainsi continue-t-on à imposer à des patients étiquetés asthéniques, des exercices d'auto-grandissement. Cette spécialité française est la consécration de la vision gravitaire et de l'impéritie des techniques qui en découlent. En 1998, S. Graf a clairement démontré l'absurdité de ce concept[48], mais il est bien difficile de tordre le cou à de telles croyances.

Il est intéressant de constater que même si cette notion d'équilibre est bien connue des biomécaniciens, ils ont un peu de mal à en tirer les conclusions.

Ainsi F. Vandervaele, dont les livres, déjà anciens, sont toujours d'actualité et restent des références[49]. Dans un ouvrage essentiel[50], ce professeur de l'université de Liège indique, page 111, que la station debout est une position d'équilibre dans laquelle «*...si le rôle des muscles du dos n'est pas tout à fait nul, il reste cependant extrêmement modeste* ». Jusque là, tout va bien. Mais voilà que

48. Graf S. L'autograndissement rachidien existe-t-il ? Etude biométrique portant sur 19 cas. Mémoire de diplôme universitaire. Université Louis Pasteur de Strasbourg. 1998.

49. Françoise Mézières le citait souvent et demandait à ses élèves de bien le connaître.

50. Analyse des mouvements du corps humain. Éditions Maloine et Desoer 1976.

page 113, à propos des attitudes dites « asthéniques », il affirme : « *De telles attitudes peuvent s'expliquer par l'hypotonie des muscles spinaux qui laissent la colonne s'incurver vers l'avant sous l'effet de la pesanteur* ».

On a beau avoir une bonne connaissance de biomécanique humaine, il est difficile de se dégager de la vision gravitaire et du fantasme qu'elle engendre : celui de la faiblesse des muscles érecteurs.

LA LIGNE DE LA PLUS GRANDE PENTE

Le renforcement musculaire a été, dès le début de la profession de kinésithérapeute, le socle de la gymnastique médicale. Rien d'étonnant à cela : cette profession est née de la nécessité de soigner les mutilés de la Deuxième Guerre mondiale et les victimes de l'épidémie de poliomyélite qui l'a suivie. Les premiers à retrousser leurs manches pour aider les victimes à récupérer ce qui pouvait l'être, ont été les professeurs de gymnastique. Certains se sont reconvertis en masseurs et en rééducateurs. Ils ont fait de leur mieux, avec leurs moyens et en fonction de leur culture. C'est-à-dire le renforcement des muscles et l'assouplissement des articulations.

Quand la profession de masseur-kinésithérapeute a été créée, ce sont ceux-là qui ont formé les jeunes kinés. Il en reste forcément quelque chose. Et ce quelque chose était à ce point ancré, intégré, que nul ne songeait même à le formuler, et a fortiori pas à le remettre en question. La lutte contre la gravité relevait de l'évidence, et pas seulement pour les kinés : de toute éternité, n'a-t-on pas entendu les mamans répéter à leurs ados asthéniques : « Mais tiens-toi droit, fais un effort ! » ?

La lutte contre la pesanteur par le renforcement musculaire ne relève pas d'une démarche rationnelle, scientifique. C'est seulement la ligne de la plus grande pente élevée au rang de dénominateur commun inconscient de tout un corpus professionnel.

Ce lieu commun dépasse, et de loin, le cadre de la kinésithérapie naissante. Pour preuve, l'anecdote suivante : dans les années 1980, des chirurgiens canadiens ont introduit de petits stimulateurs électriques, dérivés des stimulateurs cardiaques dans les muscles paravertébraux de jeunes enfants atteints de scoliose, pour qu'ils travaillent également la nuit. Hormis de nouveaux débouchés pour l'industrie, cette pratique n'a bien sûr apporté aucun résultat positif. Mais elle témoigne de l'enracinement d'une croyance : si la rééducation n'avait pas été efficace, c'est parce que les enfants n'en faisaient pas assez. Or, dans les centres de rééducation spécialisés dans le traitement de la scoliose, il faut savoir que les enfants suivent une scolarité adaptée, compatible avec des journées durant lesquelles la rééducation, le renforcement musculaire occupent déjà la plus grande tranche horaire.

C'est déjà plus d'heures d'entraînement que pour un athlète qui s'entraîne pour les Jeux Olympiques. Pas assez, aux yeux des rééducateurs. Si ça ne marche pas, c'est que ces petits paresseux ne travaillent pas la nuit… Comme s'il était indispensable, pour ne pas avoir de scoliose, d'être soumis à un entraînement d'athlète de haut niveau ! C'est à ce genre d'aberrations qu'aboutit le « tout renforcement ».

Et cette démarche n'avait jamais été remise en question avant Mézières.

ET LA DOULEUR ?

Reste la douleur.

De toutes les douleurs auxquelles le kinésithérapeute est confronté, celles du dos viennent en première position. De loin.

Quelques chiffres

Selon des études statistiques sérieuses, 97% de la population active a déjà souffert du dos[51]. C'est, et de loin, la première cause d'arrêt de travail en France.

- Au premier rang des affections limitant l'activité avant 45 ans et au troisième rang de celles-ci entre 45 et 64 ans.
- Au troisième rang des motifs de consultation en médecine libérale avec 18 millions de consultations en 1992 (pour un total de 33 millions d'euros tous motifs confondus).
- 20% des accidents du travail, selon M. Viguier et 7% des arrêts maladie : une facture sociale lourde, des remèdes mal évalués.

- Dans le cadre de l'assurance A.T. : 110.000 accidents du travail avec arrêt d'activité : perte annuelle : 3,6 millions de journées de travail. Coût annuel total des lombalgies au travail : 534 millions d'euros.

- Pour le régime d'assurance maladie :
- 5,8 millions de consultations : 153 millions d'euros
- 2,5% des médicaments prescrits en secteur libéral, soit 412 millions d'euros
- 20% des prescriptions de rééducation fonctionnelle

Soit, au minimum, 1,4 milliard d'euros dans le cadre de l'assurance maladie. Additionnés à la dépense dans le cadre de l'assurance A.T., on atteint le chiffre considérable de 2 milliards d'euros par an en France pour les lombalgies. À titre indicatif, ce chiffre était de 1,4 milliard d'euros deux ans auparavant. Il y a donc tout lieu de penser que le coût financier du mal de dos est en croissance rapide. Notons qu'il ne s'agit ici que des dépenses de soins. Il méconnaît l'ensemble des dépenses virtuelles liées à la perte de

51. INSERM. *Rachialgies en milieu professionnel. Les éditions* INSERM 1995 : 10-23, 56-64, 163-182.

productivité, mais aussi, et surtout, à l'altération de la qualité de la vie des patients[52].

Pourquoi souffre-t-on du dos ? En vertu de quel principe une faiblesse musculaire (supposée) est-elle susceptible de générer des douleurs ? Et pourquoi certaines personnes qui ne font ni sport, ni musculation n'ont-elles jamais mal au dos ?

La médecine moderne reste perplexe sur le sujet. Elle se contente d'affirmer, sans aucune validation scientifique, que le mal de dos a une origine plurifactorielle. Pirouette qui permet de masquer une réalité : la médecine moderne ne connaît pas l'origine du mal de dos. Et donc elle ne sait pas le soigner.

En fait, les spécialistes reconnaissent, à contrecœur, qu'ils ne savent même pas avec certitude quel est le tissu qui souffre (os, disque, ligament, nerf ou muscle). Alors, par défaut, on muscle. Cela va dans le sens du courant et fait l'affaire de la gigantesque industrie du sport.

---

52. Nisand M. Prise en charge du patient lombalgique - "Les techniques Mézières" Rapport d'expert Conférence de consensus de l'AFREK / WCPT-EUROPE 3rd EUROPE- 13 et 14 novembre 1998.

MÉZIÈRES : LA THÉORIE

L'ENNEMI EST À L'INTÉRIEUR

" *Appuyez-vous sur les concepts, ils finiront bien par céder* "
Oscar Wilde

Françoise Mézières avait elle-même reçu toute cette formation classique. Elle l'a aussi relayée puisqu'elle a enseigné ces mêmes principes chez Dolto.

Mais voilà, c'était Mézières, et quand tout le monde disait blanc, une force incontrôlable la poussait systématiquement à dire noir. Est-ce pour cela qu'elle a fait sa découverte ? N'a-t-elle eu juste que parce que tous les autres avaient faux ? Mézières a-t-elle été un génie sans diplôme, mais aux intuitions fulgurantes ? Ou bien simplement un esprit retors qui ne savait que s'inscrire en faux et contester l'ordre établi ?

Même s'il est clair que cette agitatrice avait un vrai problème avec l'autorité, la suite semble infirmer l'hypothèse de la découverte fortuite.

En effet, si l'observation princeps a été essentielle, fondatrice, elle n'était que le premier pas.

Il restait encore à vérifier que le phénomène observé en 1947 satisfaisait à l'exigence de la « loi de reproductibilité universelle[53] » : pour qu'une observation ait une quelconque valeur, il est indispensable qu'elle se reproduise immanquablement dans les mêmes conditions d'expérimentation. C'est la condition sine qua non. Et la science moderne ne fait, à juste titre, aucune concession là-dessus : la loi de reproductibilité universelle représente un filtre contre les charlatans.

Dès 1949, Mézières avait acquis la certitude que le phénomène était parfaitement reproductible.

Mais ce n'est pas tout : pour que l'observation puisse être dite « scientifique », il fallait encore tenter d'expliquer le phénomène observé par des lois objectives[54]. Et surtout, il fallait mettre au point des techniques susceptibles d'être efficaces pour corriger ces raccourcissements au comportement retors. Et ceci ne se fait pas en un jour : elle dit que « *tout ne lui est pas tombé tout cuit dans le bec, il a fallu s'acharner* ».

L'acharnement, la clef de sa réussite. Elle dit qu'elle n'a ni don, ni fluide. 90% de travail, 10% de talent. Elle n'aime pas qu'on lui dise qu'elle a un don : elle sent tout de suite l'interlocuteur qui cherche à s'exonérer à bon compte d'avoir à parcourir un chemin difficile : « Cette femme est une extra-terrestre ; tout ça n'est pas pour moi ».

UN NOUVEAU SYSTÈME DE PENSÉE

Car, ce que Françoise Mézières propose, ce n'est pas une variante à ce qui se faisait. C'est un véritable changement de réfé-

53. *Déjà à Florence en 1657, on retrouve, dans la devise de l'Academia del Cimento, le prélude à la loi de reproductibilité universelle :"provando e reprovando" (« Il faut prouver et reprouver »).*
54. *Qui ne dépendent pas du sentiment.*

rentiel de pensée, et qui va générer des nouvelles techniques thérapeutiques, des nouvelles règles d'hygiène de vie, etc.

Ce qu'elle propose, ce n'est pas une évolution, un wagon de plus à rajouter au long train des techniques de rééducation. Non, c'est une authentique révolution : on fait table rase de tous les concepts anciens et on les remplace par ceux qu'elle apporte. Une révolution ne se fait jamais sans souffrance, sans remise en question douloureuse. Et ça, le monde de la rééducation de la deuxième moitié du XXème siècle n'y était pas prêt. Les portes lui claquèrent toutes au nez.

Après avoir été ignorée pendant des décennies et avoir prêché dans un désert, après avoir été fréquemment diabolisée de son vivant, Françoise Mézières est devenue, après sa mort, une sainte de niches et de vitrail. On lui attribue, pêle-mêle, l'invention des étirements, la maternité de la notion de globalité et la découverte du concept de chaînes et de celui de parangon morphologique. C'est à la fois trop et trop peu. Et c'est très approximatif. Mais il est vrai qu'on ne prête qu'aux riches.

À présent, rares sont ceux qui cherchent encore à nier sa découverte fondamentale : l'existence des chaînes musculaires et leur perpétuelle rétraction.

Tout juste cherche-t-on encore, sporadiquement, à réduire la portée du message ou à discréditer le personnage et sa suite. L'argutie la plus souvent utilisée est celle de la secte. Censée discréditer une méthode, cette démarche disqualifie surtout celui ou celle qui s'en sert. Mais, à la décharge des détracteurs de Mézières, il faut indiquer que, vue de l'extérieur, cette mouvance avait, à bien des égards, l'apparence d'une secte. Ne serait-ce que la dialectique, parfois hermétique, émaillée de leitmotivs, d'expressions récurrentes visiblement détournées de leur sens originel et répétées souvent sur un mode quasi-incantatoire. On peut choisir de s'arrêter à la façade, ou d'essayer de comprendre. L'environnement de Mézières est indissociable de son itinéraire, de ses épreuves, de ses joies et de ses déceptions. Mais, ce qui est sûr, c'est que cette femme ne s'est jamais prise pour un gourou, pas plus qu'elle n'a voulu créer une secte.

Elle n'avait guère d'estime pour les suiveurs et montrait de la compassion pour les croyants.

MA MÉTHODE N'EST PAS GLOBALE

Mézières réfutait le qualificatif de « globale » pour sa méthode. Ce concept flou est tellement à la mode qu'il sert de viatique à bien des escrocs. Surtout à une époque, où la « globalité » sert de bannière à tous ceux que la réalité ne comble pas[55].

Elle écrit : ***« Ma méthode n'est pas globale parce qu'elle ne vise pas à exercer tout et n'importe quel muscle. Mais elle vise à réaliser la tension intégrale des chaînes »***. Par ailleurs, les techniques globales ont en commun d'inclure le psychisme dans le champ des compétences qu'elles s'attribuent.

Mézières refuse cette orientation : sa méthode est résolument, absolument et intégralement mécaniste.

En fait, depuis toujours elle se méfie de ces gens « *qui font profession de fouiner dans l'intimité des autres* ». Ces nouveaux confesseurs l'irritent. Et pourtant, très tôt, on retrouve dans son sillage des gens qui s'abritent derrière sa méthode pour violer l'intimité psychique de patients déstabilisés. Elle le sait et ne manque jamais une occasion pour stigmatiser rudement ce genre d'abus de confiance et de compétence.

Ceci ne l'empêche nullement de reconnaître l'importance du psychisme et son rôle dans la santé. Simplement, à chacun son boulot et elle, c'est dans la mécanique humaine qu'elle excelle. C'est comme ça qu'elle peut proposer l'aide la plus efficace.

---

55. Il est vrai qu'il a, depuis, pris une autre dimension.

La notion de globalité en médecine existait déjà de nombreux siècles avant Mézières, en particulier en Asie. Là-bas, la médecine est teintée d'une autre histoire, d'une autre culture, dans laquelle le rationalisme, la pensée cartésienne et la procédure scientifique ont fait une entrée plus tardive. Les thérapies y sont donc restées plus globales, traditionnellement. Grande richesse culturelle, certes, mais plus grande mortalité aussi. Si la médecine des méridiens et des chakras a pour nous, c'est certain, une délicieuse connotation d'exotisme et de sagesse séculaire, pour autant il serait déraisonnable de jeter le bébé avec l'eau du bain : nombre d'entre nous ne seraient plus là sans les vaccins, les antibiotiques et la cortisone, si décriée soit-elle. Mézières s'inscrit résolument dans le XXème siècle occidental, même si elle garde une grande défiance à l'égard des grands laboratoires pharmaceutiques qui, selon elle, faussent les études et ne reculent devant rien pour faire consommer plus de médicaments.

Sa méthode, même si elle a tout d'une ascèse, n'a rien de mystique ou d'ésotérique : simplement une manière plus pertinente, et donc plus efficace, d'envisager la mécanique humaine.

DE L'OBSERVATION PRINCEPS AUX SIX LOIS

À propos de ses débuts, elle écrit :

« *Notre observation princeps était si inattendue, les faits constatés si surprenants pour un praticien pétri de théories orthodoxes, si admiratif envers ses maîtres qu'il tenait, jusque-là, pour de vrais savants, qu'il n'en voulut pas croire ses yeux. Mais l'insolente vérité était si évidente qu'il chercha alors, désespérément, à y voir une exception qui aurait confirmé la sacro-sainte règle. Il fallut se résigner au sacrilège et reconsidérer les bases de l'orthodoxie. Restait à dégager les lois de cette physiologie absolument méconnue, en découvrir les mécanismes. Alors succédèrent aux affres de l'apostasie les délices de l'hérésie. C'est en effet une ineffable joie que de vérifier à chaque instant, et de mille façons, le bien-fondé d'une théorie, telle qu'elle explique lumineusement les causes de tous les dysmorphismes[56] et sur quoi peut être édifiée une technique à coup sûr curative.* »

En 1949, elle publie **« *Révolution en gymnastique orthopédique* »**, un opuscule qui contient son observation et ses premières conclusions. Il est accueilli par la Faculté dans l'indifférence la plus totale : depuis quand les kinésithérapeutes font-ils autre chose que d'appliquer les prescriptions des médecins ? Pour qui se prennent-ils ?

Quant au monde de la kinésithérapie, il prend ses distances d'avec cette agitatrice à la voix d'homme, qui fume la pipe et qui prétend balayer tout ce qu'ils ont appris et pratiquent quotidiennement depuis des lustres. Si encore elle acceptait le statut de « technique complémentaire des autres », quelque chose que l'on puisse rajouter à ce que l'on a l'habitude de faire. Mais non, elle prétend que, dans une même séance, on ne peut pas appliquer au patient une technique et son contraire. Accepter Mézières impliquerait de renier le reste. Insupportable arrogance, intolérable sectarisme !

Est-ce à cause de ce rejet perceptible qu'elle écrit si peu par la suite ? Est-ce par peur de voir son œuvre pillée, désossée ?

À la fin de sa vie elle confie qu'elle ressent une certaine fierté quand elle relit ses écrits, même anciens : ils sont parfois incomplets, mais jamais faux.

Non seulement elle écrit peu, mais en plus, dès qu'elle parle d'une technique, elle utilise un langage codé qui n'est accessible qu'aux initiés. Elle refuse compulsivement de se laisser prendre en photo pendant qu'elle travaille[57].

---

56. Mézières utilise le terme dysmorphisme. Présent dans le Larousse du XXème siècle (édition de 1920), il a été remplacé, dans les éditions ultérieures, par le terme dysmorphie. C'est ce dernier qui sera utilisé dans la suite de cet ouvrage.
57. Ce qui explique la mauvaise qualité des documents existants. La plupart du temps, il s'agit de clichés volés.

À cela, une autre raison : faire un répertoire photographique des techniques qu'elle utilise en un instant T, figerait sa méthode à ce qu'elle est à cet instant T. Or, elle revendique le droit de se tromper, de tâtonner, de revenir en arrière.

Elle raconte qu'à l'Ile d'Elle, une élève aussi douée pour la caricature que médiocre au tapis, avait passé son stage à la croquer en train de travailler. À la fin du mois de stage, elle lui présenta une pile de ces caricatures et lui proposa d'en faire un livre d'images, à l'usage des stagiaires. Cette absence de discernement avait déchaîné les foudres du maître. La porte de Mézières s'est fermée définitivement à elle[58].

Ce n'est qu'en 1984, dans « Originalité de la méthode Mézières », après presque quarante années de pratique, qu'elle énoncera les six lois qui expliquent l'observation princeps de 1947 :

Première loi : les nombreux muscles postérieurs se comportent comme un seul et même muscle.

Deuxième loi : les muscles des chaînes sont trop forts et trop courts.

Troisième loi : toute action localisée, aussi bien élongation que raccourcissement, provoque instantanément le raccourcissement de l'ensemble du système.

Quatrième loi : toute opposition à ce raccourcissement provoque instantanément des latéroflexions et des rotations du rachis et des membres.

Cinquième loi : la rotation des membres due au raccourcissement des chaînes s'effectue toujours en dedans[59].

Sixième loi : toute élongation, détorsion, douleur, tout effort implique instantanément le blocage respiratoire en inspiration.

---

58. Ce qui ne l'a d'ailleurs pas empêchée de publier ces dessins… après la mort de Françoise Mézières.

59. Cette cinquième loi est la seule qui soit contestable. Incomplète et non aboutie, elle sera revue et corrigée par la Reconstruction Posturale en 2004.

IMPLICATIONS DES SIX LOIS

LA POUPÉE ET LE PANTIN

Ces lois mettent à mal un modèle qui a pourtant fait florès jusqu'à une période récente, celui de la colonne vertébrale comparée à un mât de navire avec ses haubans, représentés par les muscles. Dans ce modèle : si le mât n'est pas d'équerre, il faut retendre les haubans. C'est le credo, la base de la gymnastique classique.

Dorénavant, Mézières invite à considérer l'individu comme écrasé par sa propre force, ses propres haubans trop courts. Par ailleurs, dès lors que l'on prétend y remédier on prend conscience de ce que le caractère multiple des muscles postérieurs n'est que l'arbre qui cache la forêt : bien que fort nombreux, ces muscles de l'arrière du corps se comportent comme un seul et même muscle, tendu du crâne jusqu'au bout des orteils et des doigts.

Le modèle de la poupée sur lequel est fondé toute la kinésithérapie moderne est décidément inadapté. Sur une poupée on peut faire bouger indépendamment un membre ou un autre, sans qu'il y ait de répercussions sur le reste du corps. Ce n'est pas ce que l'on constate sur le corps humain. C'est ce modèle, celui de la poupée, que la **première loi** bat en brèche.

Elle le remplace par le modèle du pantin dont une ficelle relie les membres entre eux et aussi au tronc.

Ce que la **deuxième loi** introduit, c'est que ladite ficelle est trop courte. Et donc, il n'est pas possible de mobiliser un segment sans que l'ensemble du système soit impliqué. Apparition de la notion d'intégralité[60]. On ne peut plus prétendre soigner une partie sans prendre le tout en considération.

Or la kinésithérapie moderne se dit et se revendique « analytique ». Ce terme est devenu, au fil du temps, synonyme de précision pour la profession.

« Regarder pour voir » (allusion au célèbre aphorisme de Léonard de Vinci « Regarder pour voir, voir pour comprendre, comprendre pour savoir ») : quand on regarde, on voit que tout est relié et qu'il est absolument, définitivement impossible de faire de l'analytique sur le corps humain.

La **troisième loi** exprime la condamnation du principe analytique de la kinésithérapie. On comprend que la profession n'ait pas été enthousiaste. Autant retirer son peigne à un coiffeur.

FAITES CES EXPÉRIENCES

Les expériences suivantes font comprendre que tous les muscles se tiennent en formant des chaînes, et qu'on ne peut agir sur une région sans qu'il y ait répercussion sur les autres :

- Couché sur le dos, détendu, une main sous les reins, rentrez le menton dans le cou : vous sentez alors vos reins se soulever ; comme la chaîne musculaire du dos réagit comme un seul et même muscle, et que celui-ci est trop court, la nuque ne peut se « décreuser » sans que les reins se creusent (ou que les genoux se soulèvent), et vice-versa.

- Dans la même position, plaquez les reins au sol : vous provoquez instantanément la sortie du menton et/ou le soulèvement des genoux.

60. On l'a vu, Françoise Mézières préfère le vocable d'« intégralité » à celui de « globalité » notamment en raison de la connotation d'approximation de ce dernier.

- Toujours dans la même position, ramenez, en les pliant, les genoux sur la poitrine : le menton sort.
Vous venez de reproduire l'observation princeps de Mézières.

- Enfin, toujours à plat dos, pliez et étendez alternativement les chevilles, une main sous les reins : vous sentez les muscles du dos travailler alors qu'a priori ils ne sont pas sollicités.

Mais, cette ficelle centrale, à quoi correspond-elle ? À quel tissu ? S'agit-il de quelque chose d'immatériel comme un méridien d'acupuncture[61] ? De non mesurable, et donc de non vérifiable, comme une énergie mystérieuse ?

Ou bien, existe-t-il un substrat matériel à ce raccourcissement ?

Et s'il y a un substrat matériel, est-il d'ordre osseux, articulaire ou encore aponévrotique[62] ?

LES QUATRE CHAÎNES MUSCULAIRES

L'observation princeps impose l'idée d'une participation musculaire à cette déformation voyageuse qui nargue le thérapeute et pénalise le patient.

Mais tous les muscles du corps sont-ils potentiellement acteurs de ce raccourcissement ? Sinon, lesquels ? Important si on a l'ambition de les ré-allonger.

---

61. À ce jour, si les effets de l'acupuncture sont rarement remis en question, la nature de l'énergie véhiculée par les méridiens reste inconnue et aucun appareil n'est capable de la mesurer.

62. Aponévrose (ou fascia) : tissu d'enveloppe des muscles.

Mézières retourne à ses bouquins et une évidence lui saute aux yeux : il y a, à l'arrière du corps, comme une ficelle, un enchaînement de muscles, dont chacun saute à chaque fois plusieurs vertèbres, ou plusieurs articulations.

On dit que ce sont des muscles polyarticulaires.

(voir fig.3, page II)

En réalité, 97% des muscles de l'arrière du corps sont polyarticulaires. C'est-à-dire qu'ils sont tous intriqués et enjambent plusieurs articulations ; chacun va recouvrir les insertions du muscle sous-jacent, un peu comme les tuiles sur un toit. Le tout réalisant comme une corde, la ficelle du pantin. Et cette ficelle s'étend de la base du crâne en direction des pieds, en passant en arrière des membres inférieurs.

Et sans respecter les frontières reconnues (tronc-membres), cet enchaînement de muscles franchit le bassin et se prolonge à l'arrière des membres inférieurs, jusque sous la plante des pieds et remonte, en avant, jusqu'en dessous du genou.

Une autre chaîne court le long du membre supérieur, de l'épaule jusqu'au bout des doigts.

Françoise Mézières définit un concept tout à fait nouveau, celui de **« chaîne musculaire »** : « *Une chaîne musculaire est un ensemble de muscles polyarticulaires, de même direction et dont les insertions se recouvrent les unes sur les autres à la manière des tuiles sur un toit.* » ***(voir fig.4, page II)***

En reprenant ses bouquins d'anatomie, Mézières décrit quatre chaînes, qui seront détaillées plus loin. Elle distingue ces ensembles des muscles qu'elle dit « isolés ».

Il est essentiel de se souvenir que chaque chaîne, de par la superposition des insertions des muscles, se comporte comme un seul et même muscle. Et ce muscle a une puissance fantastique.

En fait il s'agit de la somme des forces de tous les muscles qui la composent. Et donc, non seulement une chaîne ne peut pas être trop faible[63], mais en plus elle ne peut que devenir trop forte par rapport à ses antagonistes, s'il s'agit de muscles isolés.

En effet, naturellement et inconsciemment, dès qu'il y a un effort à faire, nous le faisons d'abord avec nos chaînes. Que nous le voulions ou pas. Ce qui fait que leur puissance ne cesse de croître.

Ainsi, quand on fait des abdominaux, on croit que l'on fait travailler essentiellement la sangle abdominale. S'il est vrai qu'elle travaille, comme en attestent les courbatures du lendemain, il ne faut pas croire que les muscles abdominaux sont les plus sollicités par ces exercices : le muscle psoas[64], qui appartient à la chaîne antéro-intérieure assume à lui tout seul l'essentiel du travail. C'est absolument inévitable.

De ce fait, les chaînes n'arrêtent pas, toute la vie durant, de se renforcer. Dès qu'on bouge, qu'on fait un effort, c'est d'abord les chaînes qui sont sollicitées, renforcées. Et le déséquilibre s'accroît avec les muscles isolés qui, dans le même temps ne se renforcent que peu et de manière éphémère. Une fatalité.

Elle dit : « *On a un gros ventre. Alors on fait des abdominaux. Le ventre devient dur, mais il devient de plus en plus gros. S'il est gros, c'est surtout parce qu'il est poussé en avant par les muscles des chaînes qui eux, sont en arrière.* »

Elle ajoute : « *Quand il y a une bosse devant, c'est qu'il y a un creux derrière.* »

---

63. *Pour une activité normale, bien sûr. Il est évident que si l'on veut se mettre à l'haltérophilie, il faudra laisser aux chaînes le temps de s'adapter à ces efforts anormaux.*

64. *Celui-ci, comme on le verra plus loin, est lordosant et présumé responsable des lombalgies et autres maux de dos.*

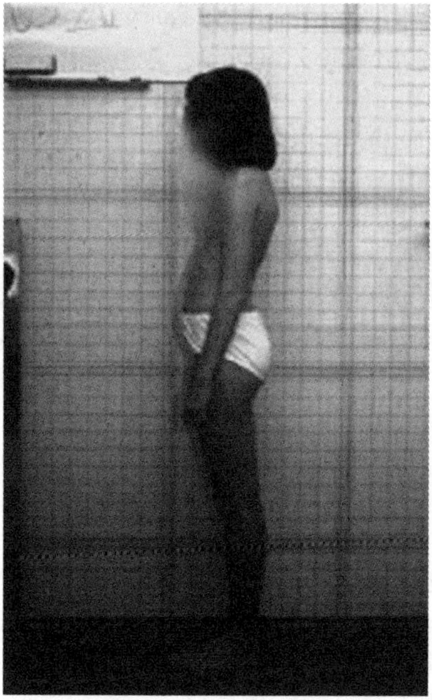

Début de séance

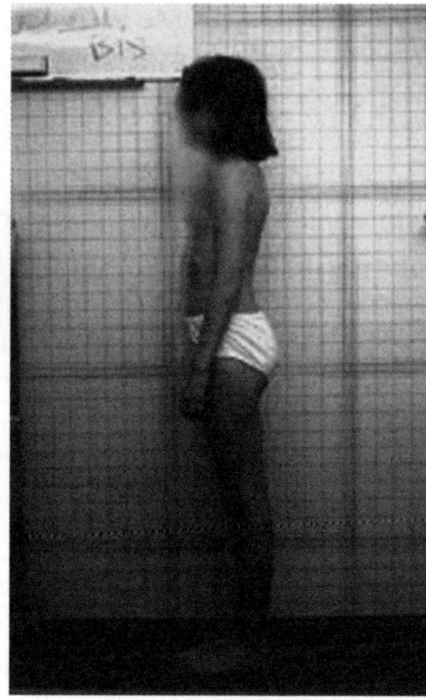

Fin de séance

Ce constat mécontente beaucoup de gens : tous ceux qui font croire que sans exercice, nous allons nous effondrer comme des châteaux de cartes ; tous les professionnels du renforcement qui vivent d'une croyance sans fondement : nous souffrons du dos parce qu'il est trop faible.

Alors, on fait croire que Mézières interdit toute activité sportive. Les mécontents affectent de comprendre que, pour éviter l'hypothétique raccourcissement des chaînes, il ne resterait plus qu'à rester coucher...

Nous reviendrons plus loin sur le concept d'activité sportive selon Mézières.

LA NOTION DE SOUPLESSE

Peut-on être « trop fort » ? En quoi cette force peut-elle être pathogène, c'est-à-dire génératrice de maladies ? Cet excès de force à l'arrière du corps, engendre un déséquilibre avec les muscles antérieurs qui, du fait qu'ils sont isolés, ne se renforcent pas de la même manière. On a même l'impression que, plus les muscles postérieurs se renforcent, plus les antérieurs s'affaiblissent. En témoigne le gros ventre des travailleurs de force. La bière ne fait pas tout !

Puis, parce qu'il n'ont pas d'antagonistes dignes de ce nom, les muscles postérieurs, ceux des chaînes, s'enraidissent progressivement. La conséquence première de leur enraidissement est la perte de la liberté de mouvements. Pour Françoise Mézières, c'est ça la vraie raideur. Ce n'est que bien longtemps après que cette raideur se communique aux articulations : du fait de la raideur musculaire, certaines amplitudes articulaires ne sont plus utilisées et donc se grippent.

A contrario, la souplesse n'est pas ce que l'on voit dans les cirques ou sur les pistes de gymnastique. Ce qu'on voit là, ce n'est que l'exploitation, à outrance, des quelques articulations qui sont épargnées par la grande raideur des chaînes. Les faits donnent raison à Mézières : les jeunes gymnastes rencontrent de grandes difficultés pendant les postures. Difficultés qui s'apparentent plus à de la raideur (dès lors qu'on ne laisse plus tricher), qu'à une prétendue « hyperlaxité ». Laquelle, pour Mézières, n'existe tout simplement pas[65]. Par ailleurs, ces sujets souffrent très tôt et très durablement de ces articulations surexploitées, ainsi que de leur musculature raccourcie.

---

65. *À l'exception de certaines maladies génétiques qui, fort heureusement, sont très rares.*

« IL N'EST QUE DES LORDOSES »

Essentiellement postérieures dans le corps humain, on comprend que les chaînes soient de puissants ensembles lordosants : comme la corde de l'arc qui, en se raccourcissant, pousse le bois de l'arc en avant. De même, la chaîne postérieure pousse les vertèbres vers l'avant et cambre le dos.

La **première** et la **deuxième loi** placent la lordose au premier rang de toutes les déformations acquises : « *Il n'est que des lordoses* ».

Ce genre de formule, dont Mézières avait le secret, avait l'avantage de frapper les esprits et l'inconvénient de donner prétexte à ses détracteurs pour la classer dans la catégorie de ceux que l'outrance disqualifie d'emblée.

La **troisième loi** explique « l'effet savonnette » observé par Mézières durant l'observation princeps : cette lordose qui, chassée d'un endroit, se réfugie plus loin, et encore plus loin.

« Et que fait-elle des scolioses ? », s'insurgent les détracteurs. La lordose est une déformation dans deux plans de l'espace, comme le bois de l'arc. Alors que la scoliose est autrement plus complexe puisqu'elle se développe dans les trois plans de l'espace, comme un escalier en colimaçon.

On ne peut pas prétendre soigner de la même manière, avec les mêmes exercices, une déformation bidimensionnelle et une déformation tridimensionnelle. C'est de l'escroquerie !

Mézières répond : « *En examinant les muscles qui composent les chaînes, on constate aussi qu'ils sont pairs (de chaque côté de la colonne) et que leurs trajectoires sont obliques. C'est la raison pour laquelle les chaînes ont vocation à provoquer des rotations et inflexions latérales.* »

Ainsi, si la lordose est la déformation native, les chaînes ont aussi vocation, de par leur situation et la direction des muscles qui les composent, à déformer sur le côté et en rotation : les trois plans de l'espace. C'est ce qu'exprime la **quatrième loi**.

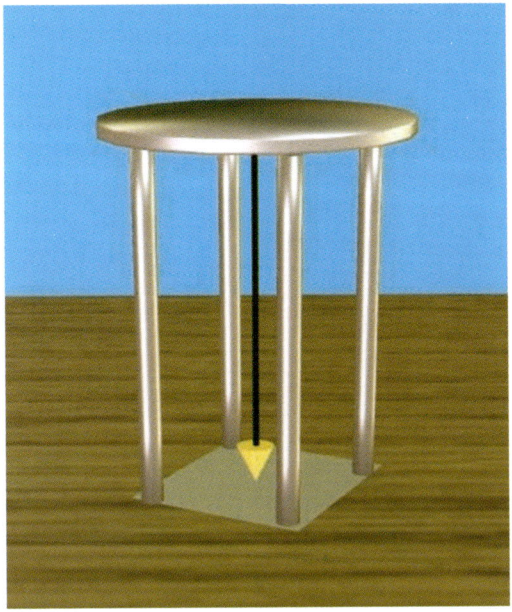

1. cf page 74

Une chaise ne fait pas d'effort car son centre de gravité se projette à l'arrière de son polygone.

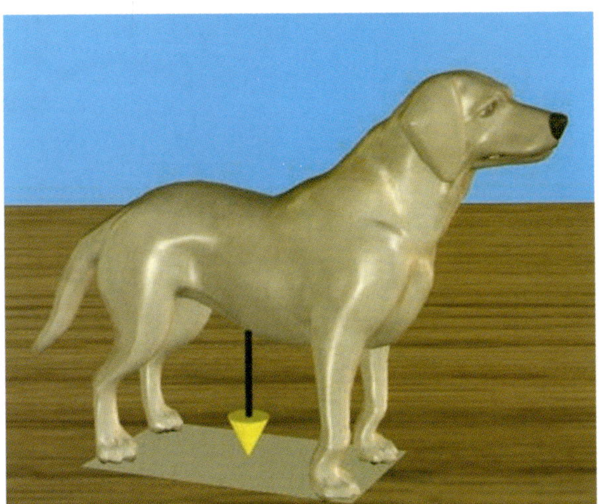

2. cf page 75

Le quadrupède n'a pas de problème d'équilibre pour les mêmes raisons.

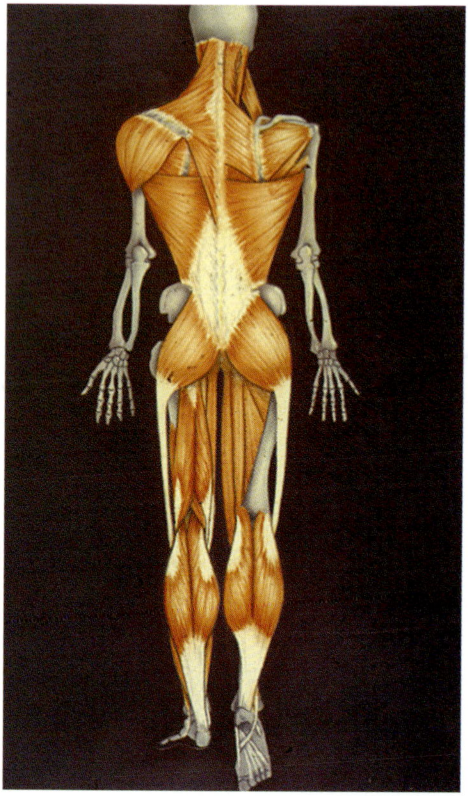

3. cf page 92
Muscles polyarticulaires

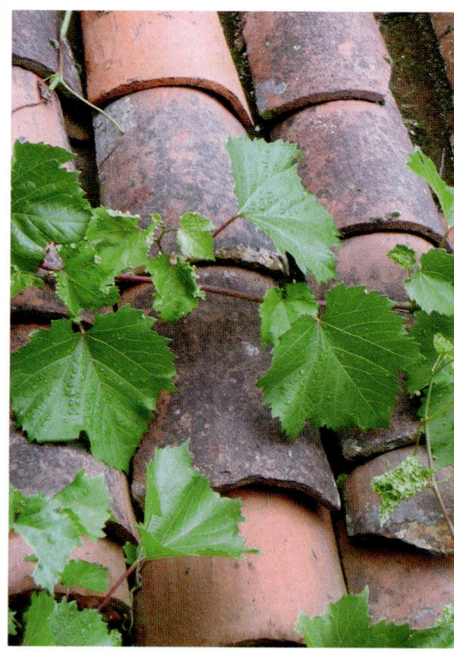

4. cf page 92
“ Comme des tuiles sur un toit ”

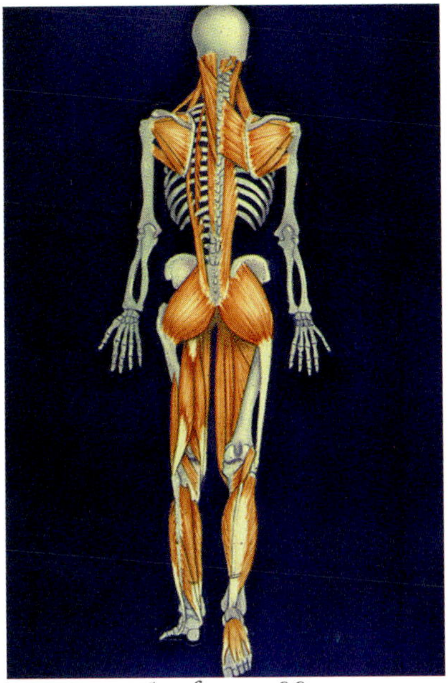

5. *cf page 99*

La chaîne postérieure : plan profond

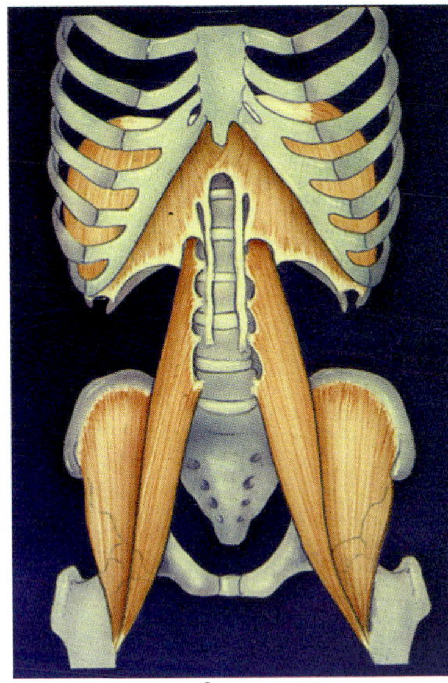

6. *cf page 99*

La chaîne antéro intérieure

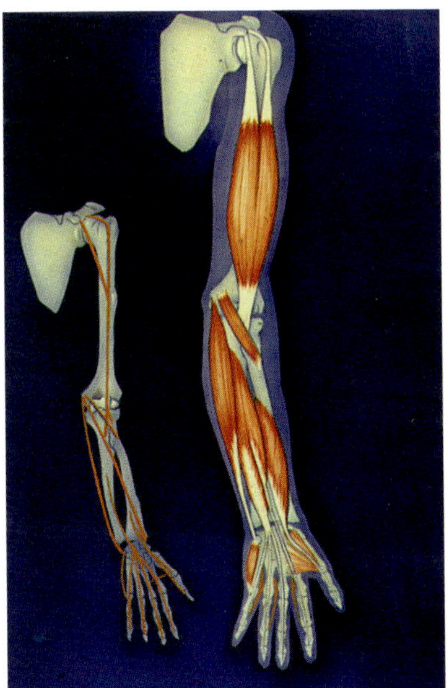

7. *cf page 99*

La chaîne brachiale

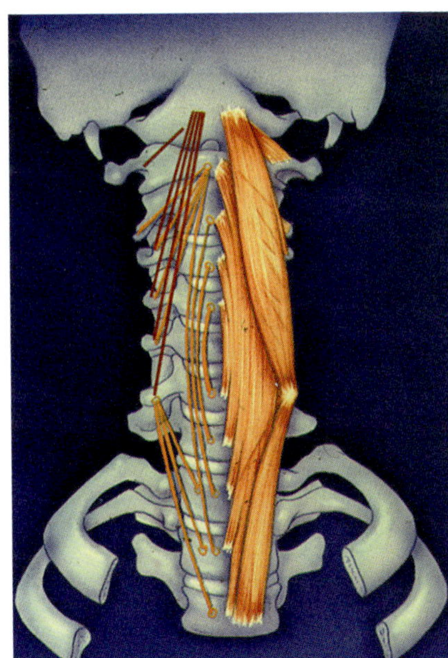

8. *cf page 99*

La chaîne antérieure du cou

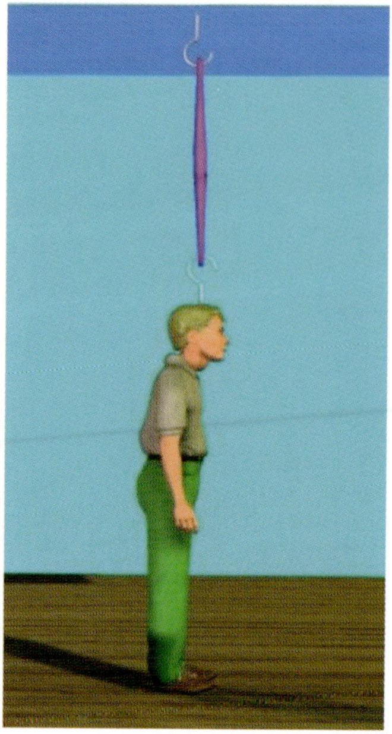

9. cf page 100
Les muscles érecteurs :
une vision simpliste

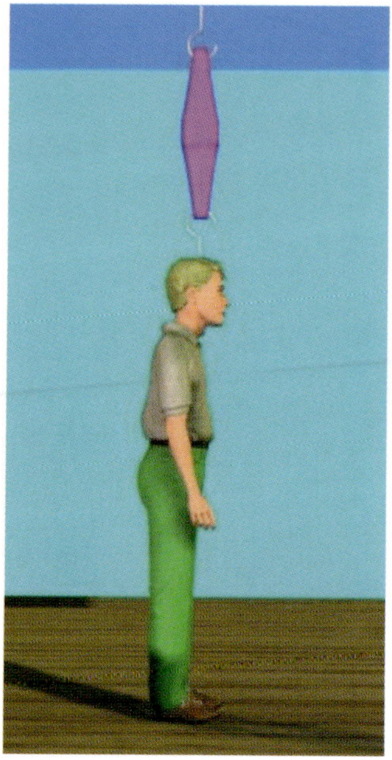

10. cf page 100
...et erronée.

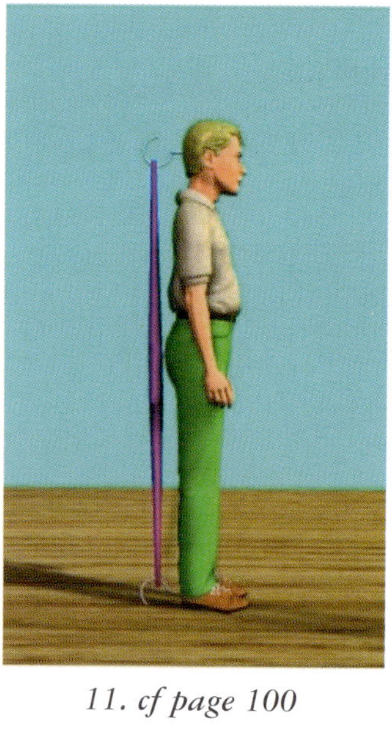

11. cf page 100

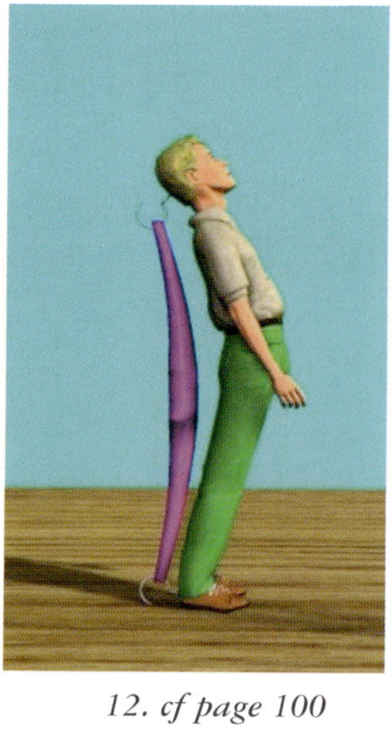

12. cf page 100

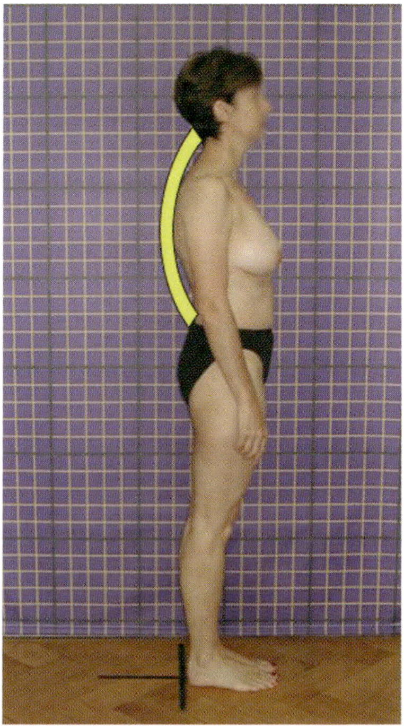

13. cf page 103

On peut voir le dos de 2 manières :
Une cyphose (dos rond)
ou 2 lordoses différemment orientées.

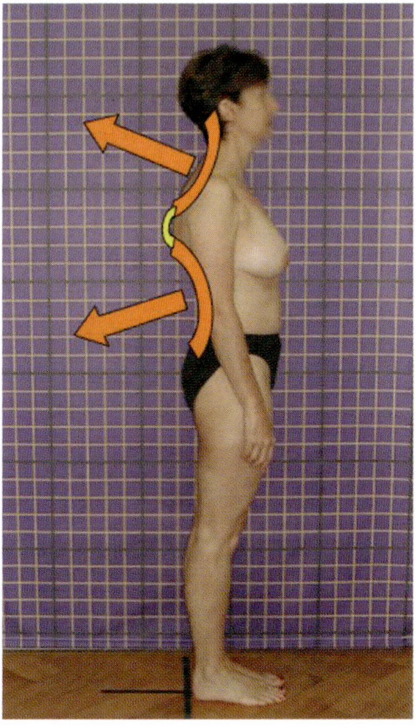

14. cf page 103

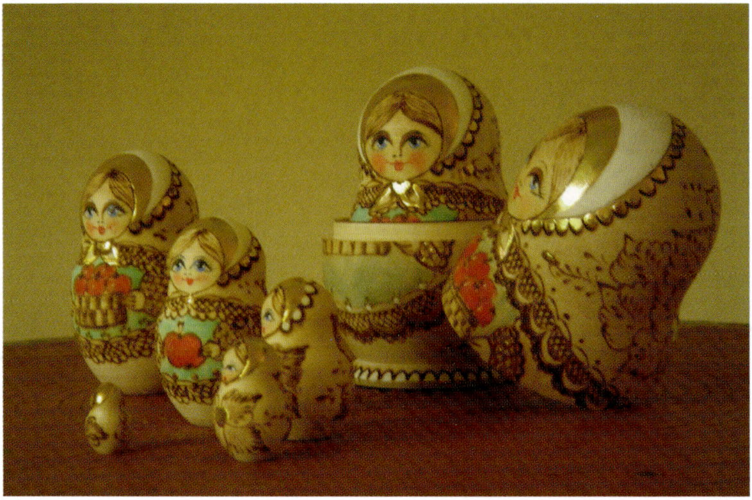

15. cf page 112
Poupées russes

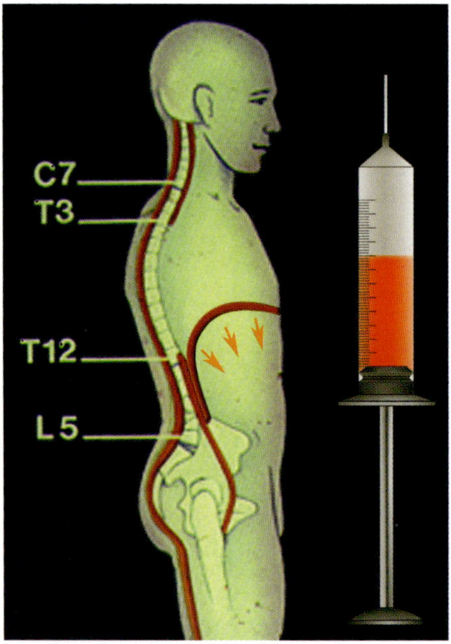

16. cf page 145
Inspiration

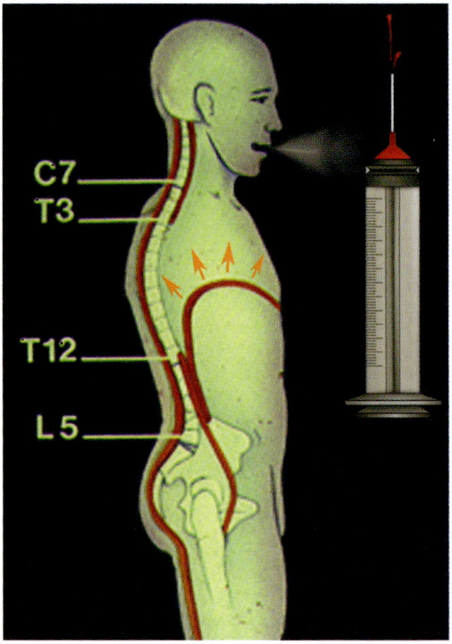

17. cf page 145
Expiration

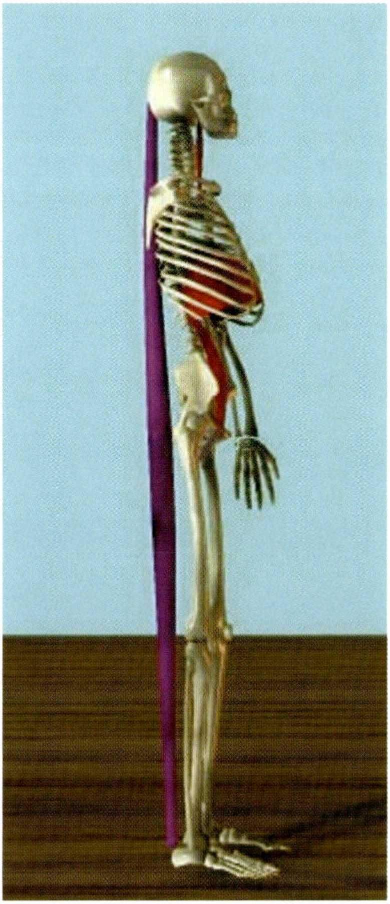

18. *cf page 185*

Les chaînes musculaires enroulent le corps
autour d'une balustrade virtuelle
passant sous les seins.

19. *cf page 185*

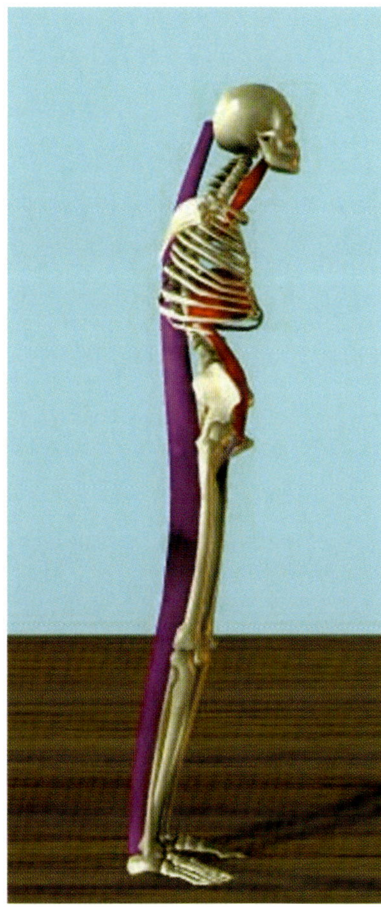

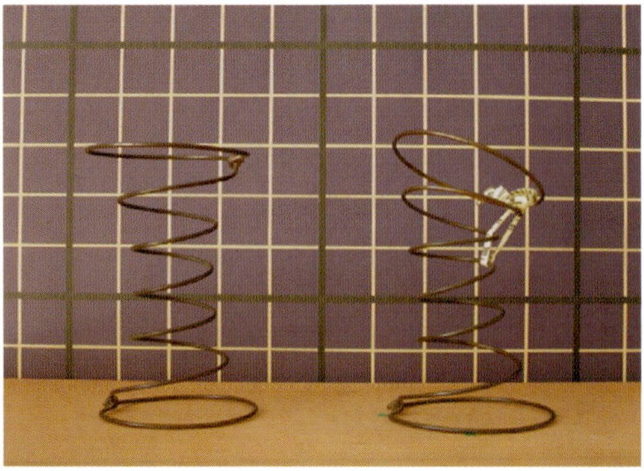

20. cf page 201
Seules des contraintes importantes (raccourcissements musculaires) peuvent éloigner le ressort de sa forme d'origine.

21. cf page 201
On peut choisir de corriger en renforçant le côté convexe.

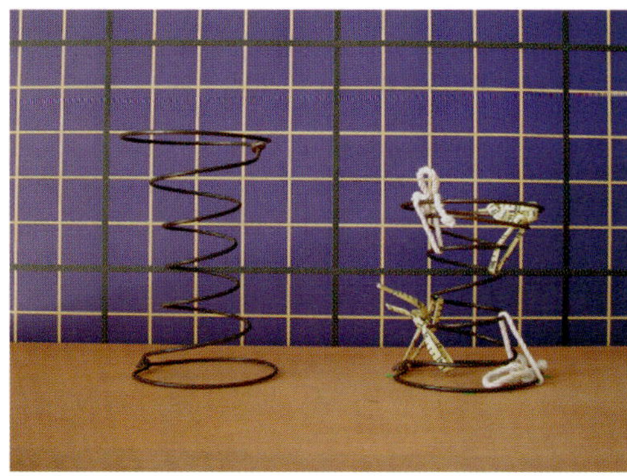

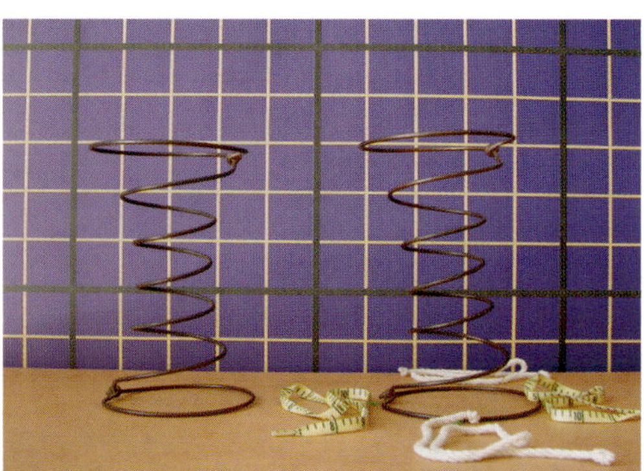

22. cf page 201
Mais le bon sens voudrait qu'on le libère de ses tensions.

Après avoir pris connaissance de cette loi, on ne peut qu'être frappé par la similitude avec le processus déformant de la scoliose. Nous reviendrons plus loin sur la position de Mézières à propos de cette « maladie », l'une des affections les plus redoutées de la préadolescence. Comment ne pas penser que le raccourcissement des chaînes -qui ont trois vocations : lordose, latéro-flexion et rotation- que l'on sait rapide et violent à cette période de la vie, y est pour quelque chose.

Il faudra attendre quarante ans pour entendre les spécialistes proclamer que « la scoliose n'est qu'une lordose qui a tourné sur elle-même ». Ils ne savent pas qu'ils viennent, mais un peu tard, de donner raison à un génie qu'ils ont aristocratiquement ignoré de son vivant.

Quant à la **cinquième loi**, elle exprime la suprématie des muscles qui font tourner les membres en dedans, sur ceux qui les font tourner en dehors. C'est un peu étonnant quand on sait que les rotateurs externes sont plus nombreux que les rotateurs internes. Mais cela ne saurait arrêter la pragmatique Mézières. C'est en dedans qu'elle voit tourner les membres, surtout quand elle met les chaînes en tension. Les rotateurs internes sont donc les plus forts.

Indiquons ici que cette loi est la seule qui, avec le recul, peut apparaître contestable. Au mieux, elle est mal exprimée. Au pire, elle est fausse. Une méthode de kinésithérapie prolongeant les travaux de Mézières, la Reconstruction Posturale, reprendra avec prudence en 2004, cette copie imparfaite. Elle sera brièvement évoquée à la fin de cet ouvrage.

Par contre, la **sixième loi** est limpide et facile à vérifier : dès le début d'une séance Mézières, ça ne rate jamais, le patient bloque sa respiration dès la première mise en tension. Mézières explique le phénomène par le diaphragme : muscle principal de l'inspiration, il est mis en tension par les postures et se défend en s'arc-boutant sur un blocage de la respiration. Un long apprentissage est nécessaire pour que le patient évite cet écueil. Nous y reviendrons.

MÉZIÈRES, INVENTEUR DU CONCEPT DE CHAÎNE ?

Peut-on dire que Mézières est à l'origine du concept de chaîne dans le corps humain ?

Certainement pas : il était déjà connu des décennies avant elle, si bien qu'elle n'a pas eu besoin d'aller le chercher en Orient, comme certains l'ont pensé. En effet, on connaissait les chaînes des ganglions sympathiques, les chaînes synergiques, les chaînes lymphatiques et bien d'autres.

Mézières, elle, a mis à jour les chaînes musculaires. C'est la seule maternité qu'elle revendique, à juste titre : personne n'en avait jamais parlé avant elle.

Mais il est vrai qu'avec elle, le concept de chaîne est devenu très tendance, un rien new age et suffisamment porteur pour aiguiser les appétits. Si on ajoute à cela cette manie typiquement française de vouloir laisser son nom à la postérité, on comprend que chacun y soit allé de ses nouvelles chaînes en modifiant tel détail de celles décrites par le maître, en en inventant de nouvelles, en les multipliant à l'infini.

Seul problème : aucune d'entre elles ne répond à la définition qu'en a donné Mézières. En particulier, le recouvrement en tuiles de toit, essentiel, passe en pertes et profits. Dommage, car à entendre Mézières, c'est justement cette caractéristique qui fait qu'elles ont tendance à se raccourcir. Ce qui est décrit par les nouveaux inventeurs ne sont que de simples « suites musculaires ». Comme les muscles du corps humain sont nombreux, il est loisible d'en décrire des centaines. C'est ludique, mais un peu stérile.

Autre problème : aucun d'entre eux ne donne de définition pour les nouvelles chaînes qu'ils décrivent. On trouve donc, pêle-mêle, des chaînes ostéo-articulaires, des chaînes myo-fasciales, des chaînes de fermeture, d'ouverture, des chaînes psycho-affectives, des chaînes de façade, etc.

LES QUATRE CHAÎNES

Des ensembles répondant à la définition de Mézières, il n'y en a que quatre :

- la grande chaîne postérieure : ***(voir fig.5, page III)***

la plus importante par son étendue, par ses implications. Elle est la première à avoir été décrite, en 1949. Son raccourcissement aggrave non seulement les lordoses, mais aussi les déformations en inflexions latérales et rotatoires.

- la chaîne antéro-intérieure[66]: ***(voir fig.6, page III)***

composée du diaphragme et des muscles ilio-psoas[67], dont la rétraction entraîne, entre autres, la cambrure lombaire et la projection du bassin en avant.

- la chaîne brachiale : ***(voir fig.7, page III)***

qui va de l'épaule à l'extrémité des doigts. Sa rétraction systématique explique que, en position debout, relâchée, la main ne tombe pas, comme elle devrait, « petit doigt sur la couture du pantalon ». Elle tombe toujours, en légère flexion et tournée en dedans, sur l'avant de la cuisse.

- la chaîne antérieure du cou : ***(voir fig.8, page III)***

a été mise en évidence beaucoup plus tardivement[68]. Françoise Mézières homologuera cette découverte dans « Originalité de la méthode Mézières », son dernier ouvrage. Composée de trois muscles plaqués sur la face antérieure des vertèbres cervicales, cette

---

66. *C'est la seule chaîne que la Reconstruction Posturale s'est autorisée à renommer pour des raisons didactiques en « chaîne antérieure des lombes ».*
67. *Les deux muscles ilio-psoas relient l'avant des vertèbres lombaires au fémur et contribuent à la flexion des cuisses sur le tronc.*
68. *Michaël Nisand, 1981.*

chaîne est antagoniste de la grande chaîne postérieure. Sa contraction abaisse le menton et tire la tête vers l'avant. Elle est à l'origine de bien des pathologies dont les torticolis et autres cervicalgies.

Si ces quatre chaînes sont des entités propres, il faut toutefois noter qu'il existe des passerelles entre elles, si bien que la rétraction de l'une se répercute tôt ou tard sur les autres. Or la rétraction est systématique. Elle est inhérente aux chaînes.

Ainsi, sans discontinuer, ces muscles, appelés chaînes musculaires et qui s'étendent de la tête jusqu'au bout des orteils, vont nous déformer et nous tasser. Et plus nous nous tassons, plus les rééducateurs redoublent d'efforts pour renforcer nos muscles du dos afin de lutter contre les supposés effets de la pesanteur, ce qui accélère encore le processus de raccourcissement. Or, pour Mézières, il n'y a plus rien contre quoi il faille lutter et surtout pas la gravité sans laquelle la station debout est impossible.

Pour s'en convaincre, il n'est que de regarder les spationautes et leurs difficultés à se mouvoir en impesanteur. Pour réaliser, là-haut, les tâches les plus banales et qui, sur terre, ne posent aucun problème, comme de tourner un écrou, ils doivent s'entraîner de longs mois dans des simulateurs. Et malgré cela, s'ils ne sont pas arrimés, ce n'est pas l'écrou qui tourne, c'est l'homme. On n'a jamais réussi à faire pousser un plan de tomates dans l'espace : elles ne trouvent pas la verticalité et dégénèrent. Attribuer le mal de dos à la pesanteur est faux : les spationautes, privés de la gravité, en souffrent très vite et très intensément.

De plus, le simple fait de parler de renforcer les muscles « érecteurs » pose un problème : nos muscles, pour pouvoir être érecteurs, devraient être fixés au crâne d'un côté, et au plafond de l'autre. Dans ces conditions, leur contraction pourraient nous grandir ***(voir fig.9 et 10, page IV)***. Mais c'est le contraire : fixés au crâne d'un côté et à l'extrémité des membres de l'autre, ils ne peuvent que nous tasser s'ils se raccourcissent ***(voir fig.11 et 12, page IV)***.

Les muscles ne connaissent qu'un seul type de réponse à la stimulation : la contraction. C'est-à-dire qu'ils tentent de rapprocher leurs insertions. Ils ne peuvent pas pousser. Ils ne savent que tirer.

« Ce que les classiques croient être des muscles érecteurs ne sont que des muscles qui fléchissent vers l'arrière, des muscles lordosants. »

Pour vérifier cette affirmation, demandez à quelqu'un de vous observer pendant que vous tentez de vous grandir, tout en essayant d'éviter de vous creuser.
Faites cela dans toutes les positions (assis, debout, couché).
L'observateur ne pourra vous dire qu'une chose :
« Le dos se creuse. »

Nous n'avons pas de muscles capables de nous détordre, de nous détasser, de nous délordoser et a fortiori de nous grandir. On comprend qu'il est dérisoire de tenter d'éduquer le patient à se tenir mieux : il n'a aucun muscle pour le faire. « *On se tient comme nos muscles nous mettent* » dit Mézières.

Ceci implique que, dès lors que l'on prétend améliorer la statique, la seule et unique solution consiste à redonner du mou à ces ficelles trop courtes. C'est elles qui sont les seules responsables de nos déformations, de notre vilaine statique et de nos douleurs. Et redonner du mou, comme nous le verrons plus loin, ce n'est pas simple. Cela ne peut pas se faire en se travaillant tout seul, et a fortiori pas dans un cabinet multi box.

En se raccourcissant, les chaînes agissent sur le corps comme la corde de l'arc qui deviendrait trop courte : elle déforme le bois de l'arc, le cambre, le fait souffrir.

Mais la nature est bonne fille et dès que l'on commence à donner du mou, le corps ne demande pas mieux : même après de longues années de torsion imposée et pour peu qu'on lui applique un traitement adapté, il reprend la position et la forme pour laquelle il a été construit[69].

LA CYPHOSE N'EXISTERAIT DONC PAS ?

L'une des raisons du rejet des thèses de Mézières était qu'elle semblait s'inscrire en faux, systématiquement, et qu'elle le faisait souvent, en dépit du bon sens. Du moins à première vue.

En effet, en regardant un adolescent asthénique, caricature de la mauvaise statique, comment ne pas voir une cyphose, un dos rond. Et comment ne pas en chercher l'origine dans la nonchalance ostentatoire, propre à cet âge. Il refuse toutes les contraintes, et notamment celle de faire l'effort de se tenir correctement.

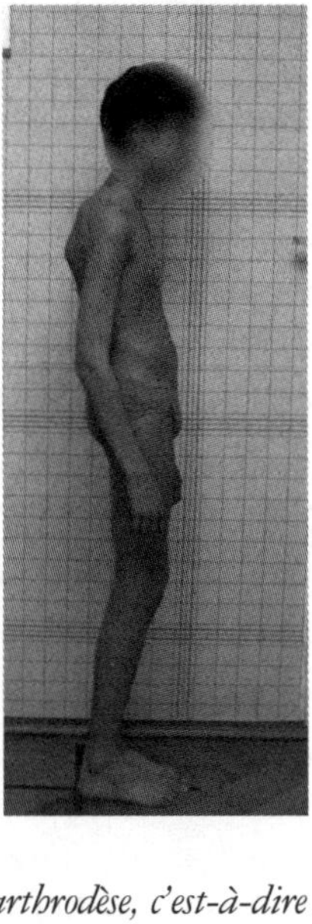

C'est là que l'œil de Mézières prend toute sa dimension et... réhabilite l'ado paresseux : là où tout le monde ne voit qu'un dos rond, elle voit, non pas une, mais deux lordoses :

La dépression du bloc supérieur[70] va du crâne jusqu'aux omoplates. C'est sa direction qui est importante et qui explique notre fausse route : Mézières dit que cette lordose « *regarde vers l'arrière et le haut* ». On imagine de suite un œil placé au fond de la dépression qui creuse le haut du dos. Cet œil regarderait vers le haut.

---

69. Dans la mesure, bien sûr, où il n'y aurait pas eu arthrodèse, c'est-à-dire soudure naturelle ou chirurgicale de la déformation.

70. Bloc supérieur : partie du corps située au-dessus d'une ligne horizontale passant par le bas des omoplates.

La deuxième dépression, celle du bloc inférieur[71], débute trois à quatre vertèbres en dessous et elle descend au minimum jusqu'au bassin. Mais parfois, Mézières la prolonge jusqu'au creux des genoux, voire même jusqu'aux talons. Sa direction : elle « regarde vers l'arrière et le bas ».

Résultat : ces deux lordoses, qui ne sont que la résultante des forces exercées par les muscles qui se raccourcissent, sont différemment orientées. L'une regarde vers le haut, l'autre vers le bas.

On peut tourner le problème dans tous les sens, à la jonction de ces deux dépressions, une zone de cyphose, une bosse est nécessaire. Comme pour les joindre. Mézières appelle cette région « zone de transition » ***(voir fig.13 et 14, page V)***.

C'est cette bosse (qui s'étend sur une à trois vertèbres) qui accroche l'œil du thérapeute, comme celui de la maman désespérée. On ne voit que ça, surtout de profil. Mais dès qu'on observe attentivement le dos, en se plaçant derrière, ce qu'on voit, ce sont deux énormes creux reliés par une courte convexité. Et plus les deux dépressions se creusent, plus la zone de transition, la convexité s'accentue.

Ainsi, pendant des générations, on s'est trompé, on a fait fausse route. L'origine de cette monumentale erreur : l'œil. C'est parce qu'on ne sait pas regarder, qu'on s'est laissé impressionner par l'arbre qui cache la forêt. On voit l'ado de profil. Il apparaît voûté parce que, de profil, on ne voit pas la colonne, on ne voit que les omoplates : la colonne présente deux longues dépressions, alors que les omoplates, situées à la jonction, se présentent en bosse. Et, sans même prendre le temps de le regarder de dos, on conclue qu'il est enroulé en avant. Le reste s'impose, facile : s'il s'enroule et qu'il se tasse, c'est à cause d'une inaptitude à résister à la pesanteur, une

---

71. Bloc inférieur : partie du corps située en dessous d'une ligne horizontale passant par le bas des omoplates.

forme de paresse. Et les injonctions se succèdent : « Tiens-toi droit, fais un effort (sous-entendu : contre la pesanteur) ; tire les épaules en arrière (ce qui creuse encore la dépression entre les omoplates). » Comme rien n'y fait, on consulte le médecin de famille, lequel botte en touche et fait une prescription pour des séances de kiné.

On va arranger ça ; on va le lui stimuler, son tonus !

Et si ça ne suffit pas, si plusieurs heures de musculation des « érecteurs rachidiens » ne règlent pas le problème, on en référera à dame chirurgie qui, au mieux, lui fera porter un corset. Au pire, lui insèrera des électrodes ou lui posera des tiges[72].

L'ÊTRE HUMAIN, SEUL ANIMAL DE LA CRÉATION À ÊTRE LOMBALGIQUE ?

Une question est souvent posée à Mézières : comment est-il possible que toute l'espèce humaine soit affectée par cette sorte de malédiction : le raccourcissement des chaînes ? En effet toutes les observations convergent : les thérapeutes, pour peu que leur œil soit bien exercé, ne voient jamais d'être humain exempt de déformation. Jamais.

Parallèlement, dans les pays industrialisés, le mal de dos est devenu, en quelques années, un vrai fléau en termes de coût. Les statistiques font état de chiffres hallucinants (évoqués page 79).

Pour Mézières, chercher une cause exogène (extérieure à la constitution de l'humain) et prétendre qu'il s'agit du mal du siècle, trahit une forme d'anthropocentrisme dont le postulat de départ est que l'homme est parfait.

---

72. *Quand elle évoque la genèse des principes classiques, Mézières ne décolère pas.*

Pour Mézières, le « mal de dos, mal du siècle » n'est qu'une baliverne destinée à nous rassurer : l'homme, c'est bien connu, est le centre de la création. Conçu à l'image de Dieu, sa construction ne peut que relever d'une insurpassable perfection, y compris sur le plan mécanique ! Seule la vie que l'on mène est responsable de son dysfonctionnement.

Postulat inexact à bien des égards.

Ce qui est faux, c'est que, même en vacances permanentes, même si nous n'avions qu'à cueillir des bananes pour nous nourrir, nous souffririons et nous nous déformerions quand même. À l'appui de cette affirmation, le fait que les archéologues, depuis des décennies, indiquent que les squelettes de populations nomades ayant vécu il y a plusieurs milliers d'années sont atteints d'arthrose vertébrale[73]. Et, à l'époque, on vivait rarement au-delà de 30 ans.

Ce qui est vrai, c'est que nous nous déformerions moins vite et que nos douleurs seraient moins fréquentes, moins intenses, car le stress auquel nous sommes soumis intervient comme facteur aggravant. Pas comme facteur causal.

La mécanique humaine est une merveilleuse machine. Le point faible c'est qu'elle n'est pas encore tout à fait adaptée à la position debout. L'échelle du temps, en matière d'évolution n'est ni l'année, ni même le siècle, mais plutôt les centaines de milliers d'années.

Lorsqu'on détaille l'anatomie d'un quadrupède comme le cheval et qu'on la compare à celle de l'être humain, on constate que la verticalisation impose, entre autres, deux changements majeurs.

Chez le cheval, la cuisse est verticale et décrit un angle droit par rapport à la colonne vertébrale qui, elle, est horizontale.

---

73. Dastugue J. Les maladies de nos ancêtres. La Recherche. 1982 (N°136) : 980-988.

Ce qui fait que le muscle psoas[74] peut aller en ligne droite, depuis son insertion vertébrale jusqu'à la cuisse. La verticalisation de l'être humain provoque l'ouverture de l'angle entre la colonne et la cuisse. La hanche se déplie. Du coup le puissant psoas est obligé de faire le tour du bassin, par l'avant, pour aller rejoindre son insertion basse, sur le haut du fémur. Cette réflexion autour de la poulie naturelle que devient le bassin, demande de la longueur. Elle est si peu disponible que l'ensemble de la communauté scientifique s'accorde à penser que c'est ce manque de longueur du psoas qui est à l'origine de l'apparition du creux des reins, de la lordose lombaire de l'être humain. C'est pour ça qu'elle n'apparaît, chez le bébé, que lorsqu'il se met debout. La verticalisation implique que le fémur s'éloigne de la colonne, et cela étire le psoas. Alors, pour se rattraper, il rapproche la colonne du fémur en creusant les reins.

Cela n'a rien à voir avec le poids de la pesanteur, c'est juste que le psoas n'est pas encore assez long pour autoriser la station debout sans rattrapage au niveau des reins.

Et au-delà du psoas, c'est toute la chaîne antéro-intérieure de Mézières qui est mise sous tension par ce dépliement de la hanche. C'est-à-dire que le diaphragme aussi est impliqué.

La Reconstruction Posturale soutient que les lombalgies, qu'elles soient chroniques ou aiguës, ne sont que des contractures, des sortes de crampes qui affectent cette chaîne, car celle-ci est malmenée par la position debout à laquelle elle n'a pas encore eu le temps de s'adapter. Le fait qu'elle s'insère sur la colonne lombaire explique que les douleurs soient ressenties à ce niveau, mais parfois aussi dans le ventre. Par ailleurs, l'enchevêtrement des fibres musculaires du psoas et du diaphragme, au sein de cette chaîne, explique les difficultés à respirer qui sont ressenties lors des épisodes douloureux, ou lors de stations debout prolongées.

---

74. *Le filet chez l'animal. Ce muscle puissant et long est étendu depuis l'avant des vertèbres lombaires jusqu'au haut du fémur, en ligne directe.*

L'autre changement majeur qu'impose la verticalité se situe au niveau de la cheville, comme nous l'avons déjà vu à propos du chien savant. Le cheval est debout sur les ongles. L'ensemble de son pied est dans l'alignement des orteils si bien que le talon se trouve localisé à mi-hauteur du membre postérieur.

Lorsque ce membre postérieur devient membre inférieur, c'est-à-dire quand l'être humain se verticalise, le talon est obligé de descendre jusqu'au sol et ce, pour des questions d'équilibre.

Mais la descente du talon au sol impose aux muscles du mollet de contourner la cheville pour aller rejoindre leurs insertions sur le pied. Ce contournement de la cheville n'était pas nécessaire tant que nous étions à quatre pattes. Mais la position érigée le rend obligatoire. Satisfaire à cette obligation, qui est relativement récente, à peine un à trois millions d'années[75], exige que de la longueur soit disponible au niveau des muscles du mollet, et plus généralement au niveau de la chaîne postérieure. Elle n'est pas disponible. Pas encore. Rendez-vous dans quelques centaines de siècles. Mais en attendant, il faut bien la trouver quelque part cette longueur pour qu'on puisse rester debout.

Alors c'est une autre zone corporelle qui, à son corps défendant va faire le prêt et, pour cela, va se déformer et finir par devenir douloureuse.

LES FACTEURS AGGRAVANTS DU RACCOURCISSEMENT DES CHAÎNES

Pour Françoise Mézières, nul n'échappe à la rétraction permanente des quatre chaînes musculaires. Ceci parce que nous descendons tous du serpent.

---

75. *Quand on sait, par exemple, que le passage des dinosaures sur terre a duré quelques centaines de millions d'années, cela paraît dérisoire.*

Les chaînes qui se raccourcissent et qui nous entravent, c'est un peu notre jardin d'Eden perdu ! C'est toute l'espèce humaine qui est concernée.

Mais il existe des différences interindividuelles, des modalités personnelles. Un peu comme des variations autour d'un thème. Ces variations sont conditionnées par des facteurs héréditaires et des facteurs traumatiques.

LES FACTEURS HÉRÉDITAIRES

D'abord, il y a des différences liées à nos patrimoines génétiques. En fonction de notre ascendance, nous nous tordons de telle ou telle manière. Il y a une sorte de programmation de départ par l'ADN. Par exemple, il est bien rare que dans une famille de pieds plats, naisse un enfant qui évoluera vers des pieds creux. Ainsi, on connaît des familles de scoliotiques et le fait qu'il y ait un parent scoliotique est considéré, en médecine, comme un facteur de risque. Mais ce n'est pas parce que plusieurs membres d'une même famille ont des pieds plats, ou une scoliose, qu'obligatoirement tous les autres l'auront. Dans la même fratrie, certains vont développer la déformation, d'autres non. Mais si déformation il y a, ses modalités seront déterminées, pour une part, par les chromosomes. Fort heureusement, rien n'est inéluctable. Nous y reviendrons.

LES FACTEURS TRAUMATIQUES

La deuxième cause des variations interindividuelles et d'accélération du processus de déformation, ce sont les traumatismes auxquels nous sommes soumis. Ceux que tout le monde connaît, ce sont les traumatismes mécaniques. Un coup du lapin dans un accident de la circulation, une fracture, une entorse, sont susceptibles d'aggraver le raccourcissement des chaînes.

Mais il n'y a pas que les traumatismes mécaniques.

- Lorsqu'on sort par temps froid, trop légèrement vêtu, on peut sentir très vite les muscles du dos se crisper, les épaules monter vers les oreilles. C'est un petit traumatisme thermique. Mais il peut y en avoir de grands et qui laissent des traces en termes d'accélération du raccourcissement des chaînes.

- Ce qu'on appelle les prodromes, c'est-à-dire les signes annonciateurs d'une grippe, par exemple, sont le plus souvent des contractures douloureuses dans les chaînes musculaires. Il en est de même de toutes les infections et aussi des intoxications. Ce sont des traumatismes toxiques. L'exemple le plus terrifiant est le tétanos : la toxine du bacille responsable de cette maladie provoque une exacerbation du phénomène de contractures et de raccourcissement des chaînes et, en particulier, de la grande chaîne postérieure. Sa contraction est alors tellement violente que le malade se retrouve dans une position typique et impressionnante, l'opisthotonos : il s'arque comme un pont, des pieds à la tête.

- La ménopause, chez la femme, la période pubertaire et, à une moindre échelle, les périodes prémenstruelles sont connues pour être des passages difficiles sur le plan mécanique. Les scolioses et un certain nombre d'autres maladies du système ostéo-articulaire, se déclenchent dans les mois qui précèdent l'arrivée massive des hormones sexuelles dans le sang. La puberté est une période dangereuse car les chaînes sont sensibles au traumatisme hormonal qu'elle représente.

- Enfin, le stress, pas forcément intense, mais surtout les périodes de stress prolongées sont des catalyseurs redoutables du raccourcissement des chaînes. À titre d'exemple, on retrouve des antécédents de stress quotidien, sans solution de sortie, dans plus de 90% des sciatiques.

Parce qu'ils aggravent ou précipitent le raccourcissement postérieur, tous ces éléments, nous éloignent de la morphologie parfaite pour nous conduire vers la pathologie. On ne peut pas agir sur la source de ces pathologies, c'est-à-dire la position debout, dont le maintien nécessite le déplacement des masses corporelles. Tout juste peut-on essayer de gérer les traumatismes et les efforts de la vie quotidienne. En revanche, on peut neutraliser leur principale conséquence, le raccourcissement musculaire.

En résumé : l'homme debout, ses douleurs, ses déformations.

POUR LES CLASSIQUES	POUR MÉZIÈRES
En position debout, il faut une force en arrière, sinon on tombe face contre terre à cause du poids des viscères.	La position debout est une position d'équilibre. Elle ne nécessite aucune force.
La gravité est l'ennemi. À elle seule, elle explique nos mauvaises attitudes, nos tassements, nos déformations et nos douleurs.	La gravité est l'alliée. L'équilibre, et donc la position debout, ne sont possibles que grâce à elle.
Une seule cause à nos déformations : la faiblesse des dorsaux.	Les muscles dorsaux ne manquent pas de force. Au contraire, ils en ont trop. C'est leur raccourcissement qui est responsable de nos déformations.
Pour se tenir mieux, un seul remède : renforcer les dorsaux et les abdominaux, même chez les sujets très musclés.	Il faut lutter contre la raideur des muscles des chaînes.

LE « TYPE NORMAL » DE FRANÇOISE MÉZIÈRES

Le fait de parler de déformation corporelle sous-entend qu'a contrario il existe une forme normale.

Qu'est-ce qu'un individu morphologiquement normal ?

Est-ce le sujet aux formes moyennes, ni trop grand ni trop petit, ni trop gros ni trop maigre, aux membres supérieurs et inférieurs ni trop longs ni trop courts, par exemple ? De même qu'on considère que tel poids ou telle taille sont normaux, c'est-à-dire conformes à la moyenne, établie après avoir additionné le poids et la taille de X sujets puis divisé le total par le nombre de ces sujets.

POUR LES CLASSIQUES : PAS DE FORME « NORMALE » MAIS DES BIOTYPES

Cette moyenne est, bien sûr, impossible à établir en morphologie, la forme ne pouvant s'exprimer en chiffres comme la taille ou le poids. De toute façon, pour les classiques, la forme normale, la forme idéale théorique n'existe pas et la beauté ne peut être que subjective : autant d'être humains, autant de conceptions de la beauté.

« *Pour les classiques,* constate Françoise Mézières, *il n'y a que des morphotypes, lesquels sont classés en fonction de leurs aptitudes sportives :*

- les longilignes, faits pour la course et le saut ;

- les brévilignes, les ronds, les plats, les carrés, faits pour l'haltérophilie, le lancer de poids.

En termes sportifs, le polyathlète, doué pour toutes les disciplines, reste à inventer. »

MÉZIÈRES ET LE CONCEPT DE PARANGON MORPHOLOGIQUE

Pour Mézières, ce polyathlète pourrait exister s'il n'y avait le raccourcissement des chaînes.

Avec ce don pour la formule qui la caractérise, elle l'exprime de manière imagée : « *Si on fait les roues circulaires, c'est que ça ne marche pas quand elles sont carrées* ». Traduisez : la forme parfaite, la perfection fonctionnelle pour une roue, c'est la forme circulaire. On peut préférer les roues carrées, avoir un faible pour le trapèze, craquer pour les losanges. Mais c'est quand la roue est circulaire que ça roule le mieux. C'est la différence entre perfection morphologique, par essence absolue, qui va de pair avec une fonction optimale ; et la beauté subjective, relative et variable d'une personne à l'autre, d'une culture à l'autre.

Si la morphologie parfaite d'une roue est la forme circulaire, la question qui se pose est : quelle est la morphologie normale, parfaite, de l'être humain ? Une certitude pour Mézières : les morphotypes ne sont que des formes qui s'écartent de cette morphologie parfaite. Ce ne sont que des dysmorphies, au même titre que les scolioses, par exemple.

Pour elle, nous ressemblons à des poupées russes. Ces petites poupées ovoïdes et colorées ont des tailles différentes, mais leurs proportions et leurs formes sont identiques, ce qui fait qu'elles s'emboîtent parfaitement les unes dans les autres, les plus petites dans les moyennes, les moyennes dans les grandes. Mais nous, nous sommes tellement déformés à cause des chaînes que nous ne sommes plus « emboîtables » ***(voir fig.15, page VI)***.

Au concept, très classique, de morphotypes s'ajoute le paramètre de l'irréversibilité : ces typologies étant constitutionnelles, innées, il est impossible de lutter contre. Là aussi, elle s'inscrit en faux : si la déformation évolue spontanément, et toute la vie durant, vers l'aggravation, c'est qu'elle n'est pas immuable, figée. À condition d'utiliser les bons outils, il est possible de ramener le patient « polydéformé » vers le polyathlète. Et ce, même si ça prend des années, même si on n'atteint jamais la perfection visée.

Le modèle grec

Cette forme parfaite, saine, est programmée par la nature. C'est celle qui ne serait pas altérée par des chaînes musculaires raccourcies. On trouve cette beauté parfaite dans l'art d'une période particulière de l'histoire humaine, dans un pays : la période grecque classique[77], celle de Phidias et Praxitèle. On peut se poser la question : n'avaient-ils pas de chaînes raccourcies, eux ? Si, bien sûr. Seulement, culturellement cette civilisation possédait le sens du beau. Ne trouvant pas d'athlète parfait qui puisse poser pour leurs statues, les sculpteurs avaient recours à une mosaïque de modèles : tel beau genou, telle belle épaule... et de ce patchwork naissaient parfois des statues d'une perfection absolue, tels la Vénus de Milo et l'Apollon du Belvédère.

Pour Françoise Mézières, il faut tendre vers cette beauté parfaite, qu'elle appelle d'un terme désuet : le parangon.

Nous avons tous des yeux pour la reconnaître et aussi le sens inné de la beauté. L'œil doit distinguer la forme idéale de la forme altérée, comme l'oreille éduquée discerne les notes justes et les notes fausses. Les vrais accordeurs de piano n'ont pas besoin de machine ou de diapason. Certains d'entre eux ont l'oreille absolue.

De la même manière, point n'est besoin d'utiliser des instruments sophistiqués pour savoir si tel dos est droit ou tel pied un peu plat. N'est-il pas déjà arrivé à chacun d'entre nous de se dire « quel beau port de tête » ou « quelle dommage que ses jambes soient tellement arquées » ? Eh bien, c'est le début. Cela montre que le sens du beau est présent et qu'il suffit de le développer, de l'affiner. L'éducation de l'œil est une priorité, dans la formation du thérapeute telle que la conçoit Mézières. Elle disait : « *Il est urgent de voir, pas de faire* ». Et, pendant des heures, on observait telle épaule ou tel misérable petit orteil qui, soudain, prenait, pour la vieille dame, une telle importance que le torticolis, motif initial de consultation, en devenait anecdotique.

---

77. *Pour Mézières, le plus flamboyant exemple en est l'Apollon du Belvédère (musée du Vatican).*

Oui, mais à l'issue de la séance, dont la construction se faisait en intégrant le misérable orteil, le torticolis n'était plus qu'un lointain souvenir. Magique.

CE QUE DEVRAIT ÊTRE L'ÉTUDE DE LA MORPHOLOGIE

La morphologie ne devrait pas être la science du classement des biotypes mais la science de la forme correcte, l'art de reconnaître la forme parfaite, seule morphologie normale.

Pour les classiques, la laideur passe pour normale parce qu'elle est statistiquement fréquente. On ne regarde comme pathologiques que les déformations énormes. Par exemple, ce qu'on appelle les « attitudes scoliotiques » doivent être simplement combattues par une gymnastique corrective comprenant les exercices courants : abdominaux, dorsaux, respiratoires. Si les déformations sont plus prononcées et que les radiographies révèlent, en plus, une rotation des vertèbres, on commence à parler de « scoliose idiopathique ». Alors on passe aux grands moyens : plâtres, chirurgie.

Toutes les déformations étaient déjà présentes dans les stades antérieurs, identiques, mais moins criantes. Mais tant qu'elles ne sautent pas aux yeux de la voisine, des petits camarades ou de la maîtresse, on les néglige, on en nie l'existence, on les traite par le mépris ou par des exercices stéréotypés qui ont, depuis des lustres, fait la preuve de leur inefficacité.

Ce qui fait défaut dès le départ, pour Mézières, c'est que les kinésithérapeutes ne savent pas regarder. On ne le leur a pas enseigné. Alors, comme ils ne regardent pas, ils ne risquent pas de voir. Qui peut dire qu'il a été chez un kiné qui a fait un examen complet, sans se limiter à la petite partie souffrante ? À qui a-t-on demandé de se déshabiller ?

Quand on commence à regarder, on met de longues années avant de voir, avant que l'œil ne soit opérationnel. C'est-à-dire, un œil qui a le parangon en mémoire et qui est capable de comparer, dans les moindres détails, le corps qu'il examine avec ce qu'il devrait être. Françoise Mézières est le maître incontesté en la matière : elle voit ce que personne ne peut voir. Elle voit à travers le corps. Quand le patient est de face, elle voit son dos et inversement. Ce ne sont plus des yeux, ce sont des rayons X. Époustouflante.

Il y a à ce sujet une anecdote savoureuse : l'histoire se passe en 1982 à Strasbourg. On est dans la phase préparatoire du dernier congrès de Mézières. Les kinésithérapeutes se déplacent surtout pour la voir travailler au tapis. Or, compte tenu du grand nombre d'inscrits, il est prévisible que personne ne verra rien. On décide donc de faire appel à une technologie d'avant-garde pour l'époque : la vidéo-projection. Mézières vient quelques jours avant pour qu'on puisse la filmer pendant qu'elle travaille et avoir le temps de réaliser le montage du film avant le début du congrès. Le matériel est encore rare et très cher. Au CHU, il y a un service de gynéco-obstétrique, très bien équipé en vidéo, qui accepte de mettre le matériel et les locaux à disposition pendant quelques jours. Pendant le tournage, le chef de service, qui est l'un des pionniers de l'échographie fœtale vient assister à un bilan morphologique que fait Mézières à haute voix. Au bout de quelques minutes, il se penche et glisse à l'oreille de son voisin : « *Tu vois ce qu'elle dit, toi. Moi, je vois rien du tout !* ». Plus tard, le même médecin fait visiter le service d'échographie fœtale et explique à une Mézières impressionnée : « *Alors, vous voyez là, en haut de l'écran : le cordon, les yeux et la bouche. C'est un garçon et il suce le pouce.* » Mézières se penche et glisse à l'oreille du même : « *Vous voyez quelque chose, vous ?* »

L'œil, ça s'éduque et cette éducation est spécifique. En matière de morphologie, tant qu'il n'est pas éduqué, on ne peut percevoir que les très grosses déformations. Quand le regard s'affine, on réalise que tout le monde est scoliotique. Il n'existe pas un seul être humain qui ne soit déformé. Et ce, parce que tout le monde a des chaînes musculaires et que, chez tout le monde, elles se raccourcissent.

Le destin des cheveux c'est de pousser.
Le destin des chaînes c'est de se raccourcir.

La laideur n'est jamais « normale » et il n'est jamais trop tard

Pour Françoise Mézières fut-elle majoritaire, la laideur n'est jamais acceptée comme normale. Elle est le fait, comme les dysmorphies, de la raideur des chaînes musculaires, qui désaxent les segments de la colonne vertébrale. Il n'y a pas de physique ingrat, pas de laideur « normale » et tout le monde peut tendre vers la perfection. Tout le travail du kinésithérapeute doit conduire à rétablir celle-ci, quel que soit l'âge (le doyen de ses patients avait 85 ans !) ou l'importance de la déviation. Les praticiens le savent : les résultats sont plus rapides, plus stables et plus faciles à obtenir chez la personne âgée. Il n'est jamais trop tard.

Ni le type morphologique, même héréditaire, ni les déformations acquises (à l'exception des fractures et mutilations) ne sont irréversibles. Tout le monde peut être beau, affirme-t-elle : « *Je fais de la sculpture sur le vivant.* » Pour elle, sa méthode ne combat pas seulement les douleurs, elle peut aussi redonner au corps sa beauté et une morphologie normale. Mais « *pour corriger nos laideurs, il faut corriger nos raideurs.* »

Une culotte de cheval, un espace disgracieux entre les cuisses, des pieds plats, par exemple, sont toujours un effet de la rotation des genoux vers le dedans, ce qui est la conséquence de la raideur des muscles postérieurs. Il en est de même de tous les autres défauts tels que jambes en X ou en parenthèses.

Il ne faut pas croire que certains détails qui font notre charme (une cambrure provocante, par exemple) soient à cultiver : ils sont, eux aussi, des déformations et, à ce titre, sont susceptibles d'engendrer des troubles. Car « *seul ce qui est beau fonctionne bien* ».

Il ne faut pas non plus accepter des laideurs parce qu'on peut les cacher ou qu'elles ne sont pas douloureuses : des pieds déformés, par exemple.

Toutes les déformations sont réversibles

Les longilignes et les brévilignes, les plats, les ronds, les cubiques, les épaules en portemanteau[77] ou en Saint-Galmier[78], ne caractérisent pas l'individu mais les déformations d'un individu. Le seul type normal est, comme on l'a vu, le parangon, le polyathlète dont les proportions répondent d'ailleurs au nombre d'or[79].

voir illustrations page suivante.

---

77. *Épaules en portemanteau : épaules étroites et montantes.*
78. *Épaules en Saint-Galmier : épaules tombantes. De la source Saint-Galmier qui fut la première à être embouteillée dans des bouteilles « sans épaules ».*
79. *Nombre d'or : nombre égal à $1 + \sqrt{5}$ sur 2, soit environ 1,618. Correspond à une proportion particulièrement esthétique. Mythe ou réalité ? Toujours est-il que Mézières y croyait.*

Épaules en portemanteau

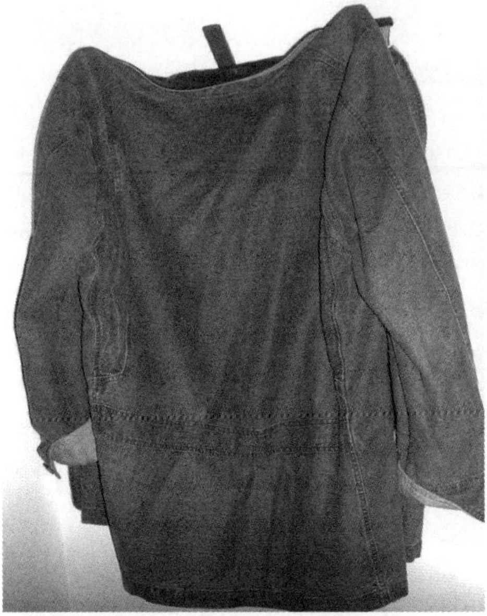

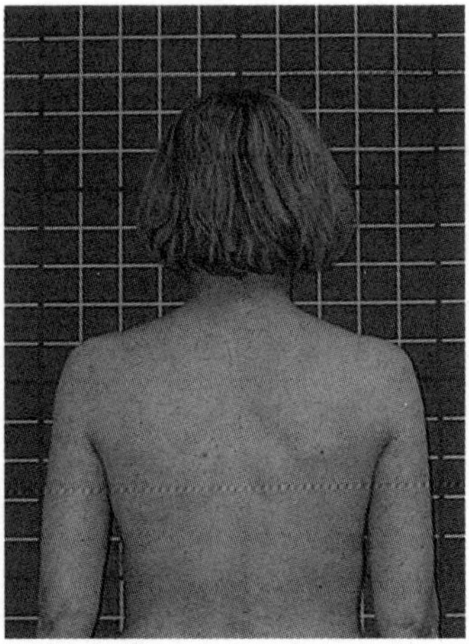

Épaules en Saint-Galmier

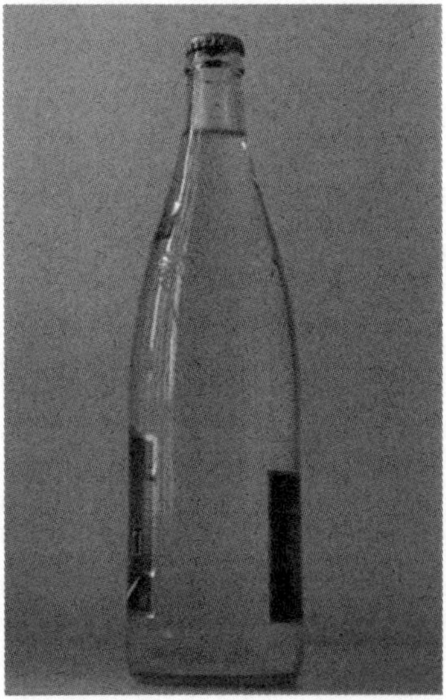

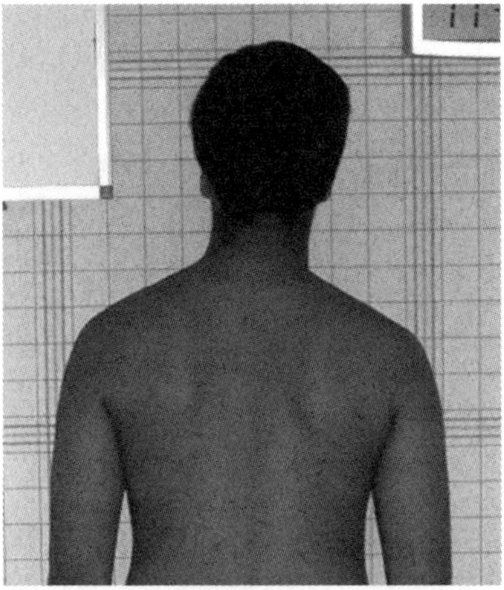

Tout le monde peut tendre vers ce parangon, et les thérapeutes constatent que tout sujet correctement suivi voit diminuer ses déformations personnelles et s'approche progressivement de la forme normale.

Françoise Mézières a coutume de dire : « *Au cimetière, tous les squelettes se ressemblent !* ». Façon imagée d'affirmer qu'il n'y a pas de type morphologique, il n'y a que des dysmorphies. C'est aussi une manière d'indiquer la participation musculaire dans nos déformations, même si, après quelques années de malposition, les os et les articulations s'adaptent et fixent la situation. À la mort, la chaîne postérieure lâche prise et nous sommes tous semblables...

Elle dit aussi : « *Nous sommes tous beaux et bien faits.* »

C'est le cas au départ ; la vie et ses agressions vont ensuite augmenter le tonus postérieur et, par là, nous déformer...

Pour soigner, reconstruire la morphologie

La distinction entre les classiques morphotypes[80] et la forme parfaite implique, dans le domaine des soins, une différence fondamentale entre la méthode Mézières et les autres.

En rééducation classique, quand une fonction est déficiente, altérée ou perdue, on cherche à l'exercer pour la rétablir, pour la récupérer. Ceci est fait sans référence à la morphologie parfaite, considérée comme trop belle pour être vraie. Corsets, plâtres et semelles, relèvent de cette démarche. Il en est de même de la panoplie de poids, appareils, poulies du kinésithérapeute.

Pour Françoise Mézières, tout cela est inutile.

---

80. Les morphotypes ont été repris par certains auteurs sous l'appellation de « typologie ». Peut-être une manière de faire du neuf avec du vieux.

Si une fonction est perdue, l'exercer est dérisoire, voué à l'échec[81]. Elle l'affirme, si on récupère avec ce type de traitement, c'est qu'on aurait aussi récupéré sans le faire. Pour elle, il faut chercher à restaurer la morphologie normale. La fonction en sera rétablie, telle une cerise sur le gâteau.

Autrement dit, la **forme conditionne la fonction**. La base de la thérapie est la reconstruction morphologique, la reconstruction de la posture[82].

LE PARANGON

Voici le parangon tel que le décrit Françoise Mézières :

DE FACE : les clavicules, les épaules, les mamelons, les espaces entre les bras et les côtes, doivent être symétriques et de même niveau ;

DE DOS : la nuque doit être longue et pleine, les omoplates symétriques et n'accuser aucun relief, les épaules et les hanches également symétriques ;

QUAND LE TRONC EST FLÉCHI EN AVANT, tête pendante, pieds réunis : la colonne vertébrale doit être régulièrement arrondie (en convexité totale), les genoux d'aplomb sur les chevilles (et non reculés en arrière des talons) ; ils ne doivent pas « loucher » ;

DE PROFIL : la pointe du mamelon doit être le point le plus avancé : en dessous, le contour antérieur du thorax et de l'abdomen doit être rectiligne jusqu'au pubis ;

DEBOUT, les pieds réunis du talon au bout du premier orteil (ce qui doit toujours être aisé) : les membres inférieurs doivent se toucher par le haut des cuisses, l'intérieur des genoux, les mollets et les os internes des chevilles (les malléoles) ;

LE PIED : il doit s'élargir du talon au bout des orteils, lesquels doivent reposer bien à plat sur le sol (ce qui est impossible dans certaines chaussures).

En règle générale,
« les belles lignes sont rectilignes et obliques ».

En résumé, la morphologie.

POUR LES CLASSIQUES	POUR MÉZIÈRES
Il n'existe pas de morphologie parfaite. Seuls existent les morphotypes : longilignes, bréviligne, etc.	La morphologie parfaite existe, c'est le parangon. Les morphotypes ne sont que des dysmorphies et doivent être combattues.
Quand une fonction est altérée ou perdue, il faut l'exercer pour la récupérer, car la fonction crée l'organe.	Quand une fonction est altérée ou perdue, il faut restaurer la morphologie normale, ce qui favorisera la récupération de la fonction, car la forme de l'organe conditionne sa fonction.

L'ŒIL ET LA MAIN

Elle recommandait à ses élèves : « *Vous devez vous faire l'œil et la main.* » L'œil, parce que, même s'il est possible de décrire les grandes lignes du parangon, il est très difficile d'en exprimer les subtilités, les compensations discrètes, les modelés légèrement altérés qui s'en écartent. La différence entre deux thérapeutes ne tient

81. Ou alors, c'est qu'elle récupérerait de toute façon, comme dans les traumatismes par exemple. Si la réduction et l'immobilisation d'une fracture sont bien conduites, la rééducation ne peut que hâter la récupération. Si la réduction et l'immobilisation n'ont pas été faites correctement, la rééducation sera impuissante.

82. D'où l'appellation Reconstruction Posturale, choisie pour le premier enseignement universitaire selon les concepts de Françoise Mézières.

souvent qu'à leurs capacités respectives à percevoir ces nuances infimes (par rapport au parangon, référence permanente). Soulager une sciatique aiguë (quand le sujet se tord de douleur sur le tapis), corriger une scoliose, ou échouer et laisser partir le malade vers une table d'opération, cela ne tient parfois qu'à l'œil. Il y a donc urgence.

Quant à la main, Françoise Mézières considérait son rôle comme primordial. Elle tonnait souvent contre ses élèves en leur disant qu'ils avaient « des mains de plombier » et qu'il leur fallait apprendre à « sentir » au lieu de chercher à « faire ». « *Ne faites pas les choses, savourez-les !* ».

LES DEUX SYSTÈMES NERVEUX

Pour comprendre le mode d'action de cette méthode, il faut écouter les explications de Françoise Mézières à propos des deux systèmes nerveux.

Le **premier** est bien connu : il s'agit du système nerveux central (ou cérébro-spinal), composé du cerveau, de la moelle épinière et des nerfs sensitifs et moteurs. C'est le système nerveux conscient, volontaire. Ce système régit nos actes volontaires. Le cerveau donne un ordre : « Je veux déplier ma main », et je déplie ma main.

Le **second**, appelé système nerveux autonome ou système nerveux végétatif, est moins connu. Il se compose d'un cerveau archaïque, encore appelé « reptilien » et de deux chaînes nerveuses principales et antagonistes, le sympathique et le parasympathique ou vague, qui se ramifient vers les viscères, les vaisseaux et les glandes. Situées de part et d'autre de la colonne vertébrale, ces chaînes nerveuses comportent aussi des faisceaux nerveux et des petits ganglions disséminés un peu partout le long des chaînes et dans les viscères. Beaucoup sont localisés à proximité immédiate de la chaîne musculaire postérieure.

UN SYSTÈME QUI FONCTIONNE « SANS NOUS DEMANDER NOTRE AVIS »

FAITES CETTE EXPÉRIENCE

Mettez-vous debout, pieds joints.
Dans cette position, votre musculature postérieure est mise sous tension, à l'instar de la corde centrale du pantin. Cette corde étant trop courte, les jambes vont essayer de s'écarter. Si l'on vous demande de rester pieds joints, vous allez contrarier cette corde. Vous allez vous mettre à transpirer abondamment sous les bras au bout de quelques minutes d'immobilité : cette sudation n'est pas commandée par le système nerveux central ; vous êtes en train de titiller votre système nerveux végétatif (qui régit les fonctions non soumises à la volonté).

C'est le système qui régit la vie végétative, non soumise à la volonté (c'est pourquoi on l'appelle aussi autonome, car il ne nous obéit pas !) : digestion, circulation, respiration, transpiration, sécrétions d'hormones, émotions...

On peut commander à sa main de se déplier, mais on ne peut pas commander au sang de circuler plus vite.

Pour Françoise Mézières, qui s'y est particulièrement intéressée, c'est à ce système-là qu'il faut s'adresser en priorité car il a le pas sur le système nerveux central : si ce dernier a le feu vert du système nerveux végétatif, il peut agir ; sinon, il ne peut rien faire. C'est sur lui qu'agit la méthode et non sur le psychisme.

PAS D'ANOMALIE VERTÉBRALE SANS RÉPERCUSSION SUR LES MEMBRES

Pour Françoise Mézières, toute attitude anormale de la colonne vertébrale perturbe les fonctions du système parasympathique et celles de la chaîne sympathique, et se répercute sur les membres au niveau des ganglions et des racines nerveuses.

Ce système nerveux, qui ne suscite pas toujours le même intérêt que le système nerveux central, est à la source de nombreux troubles. Et Françoise Mézières voit, dans sa normalisation, un moyen de soigner des troubles situés à un autre niveau.

« *Vous verrez, dans quelques années on reconnaîtra que la grande affaire en médecine, la clef de très nombreuses pathologies, est le système nerveux autonome, alors qu'aujourd'hui tout le monde ne s'intéresse qu'au système cérébro-spinal, qui n'est pourtant qu'aux ordres !* ». Ou encore : « *Ma méthode est la seule à agir durablement et dans le bon sens sur le système autonome.* »[83]

En réalité, si cet intérêt pour le système végétatif n'était, et n'est toujours pas très répandu, elle n'a pas été la seule à y attacher une importance primordiale : Leriche[84], professeur de neurochirurgie mondialement connu, affirmait à la même époque : « *On a l'âge de son végétatif* ».

Le problème de ce système est qu'il est plus difficile à étudier et à systématiser que le système cérébro-spinal. Alors, forcément, on a tendance à faire l'impasse !

Si aujourd'hui certaines équipes, conscientes de l'enjeu, travaillent pour trouver des substances efficaces pour harmoniser ce système, il faut souligner qu'elle fut un précurseur, en ce domaine aussi.

Des séances qui font transpirer, pleurer ou bâiller !

« *C'est une découverte qui est apparue au fur et à mesure que l'on pratiquait ma méthode,* écrit Françoise Mézières. *En effet, si nos résultats nous ont satisfaits à nos débuts, parce que nous avons*

---

83. En réalité, de nombreuses autres techniques ont cette prétention : la réflexothérapie plantaire, le massage chinois, le massage réflexe, etc.

84. René Leriche, chirurgien français (1879-1955) spécialiste de la chirurgie du sympathique et du phénomène de la douleur.

obtenu la correction recherchée, et même nous ont émerveillés par l'élégance corporelle et l'accroissement de la souplesse, de la force et de l'activité de nos malades - et aussi par l'amélioration inattendue de leur état général, toutes les fonctions s'améliorant - ils nous ont surpris aussi par les réactions qui survenaient, notamment au début du traitement, pendant les séances et dans l'intervalle de celles-ci. » (Il s'agissait, bien sûr, de réactions survenues au niveau du système nerveux végétatif).

Ainsi, il est fréquent de voir le sujet transpirer abondamment dès le début d'un exercice, surtout en position assise. Plus récemment, une expérimentation, réalisée au CHU de Strasbourg, a mis en évidence une augmentation instantanée et significative du rythme cardiaque, dès le début du travail dans cette position.

Certains n'ont plus de salive, d'autres présentent des rougeurs en collerette ou des marbrures sur le torse, le cou, le visage ou les mains. D'autres encore ont des crises de larmes, de fou rire, ou envie d'uriner. Les tremblements sont très fréquents. Par contre, même très enrhumés les patients n'ont jamais besoin de se moucher durant une séance !

« *Nous avons même vu plusieurs fois une joue enfler ou un œil s'enfoncer !* » D'autres réactions peuvent encore survenir : des fourmillements, des émotions (surtout lors des manœuvres céphaliques), des vertiges. Certains sont pris de bâillements incoercibles.

Aussitôt après une séance, le sujet ressent souvent un « froid qui vient du dedans », il est pris de fringales intenses et a sommeil. On parle des 3 F de Mézières : Faim, Froid, Fatigue.

« *Or, ni l'aspect fort ou débile, ni l'âge ni le sexe, ni l'ancienneté ou la gravité de l'état morbide*, constate Françoise Mézières, *ne nous permettent de présumer des réactions du sujet (et c'est pourquoi nous observons la plus grande prudence au début du traitement). Nous pensons donc que le système sympathique - dont le rôle est important dans quantités d'affections - est à l'origine de telles réactions à nos traitements.* »

Pour comprendre l'effet de la méthode sur le système végétatif, on peut imaginer les muscles paravertébraux en état de contracture permanente. Cette tension perturbe l'action des ganglions sympathiques et des filets nerveux situés dans leur environnement. Ils se trouvent dans la situation du bon conducteur dont le siège serait placé à vingt centimètres du volant : il a objectivement plus de chance d'avoir un accident que si son siège était plus éloigné.

Quand on fait une séance, on normalise l'habitacle de ces ganglions qui vont, dans un premier temps, décharger, c'est-à-dire manifester leurs troubles. Ce n'est que dans un deuxième temps, quand la vase se redépose, que le bénéfice est ressenti. Et cela prend, en gros, une semaine. Semaine pendant laquelle le patient est en « phase réfractaire absolue » : il n'est pas question de lui faire une nouvelle séance.

Pour Françoise Mézières, cette action sur le système végétatif explique nombre d'améliorations fonctionnelles survenant en cours de traitements et qu'on n'a pas recherchées : telles, par exemple, des rémissions ou guérisons de constipation chronique, des améliorations spectaculaires sur des pathologies comme l'artérite, sur l'angine de poitrine ; voire parfois des effets sur certaines myopies, surdités, troubles de l'équilibre... Bien sûr, cela ne se vérifie pas à chaque fois, mais c'est suffisamment fréquent pour interpeller l'observateur.

LA DOULEUR ET LES RÉFLEXES ANTALGIQUES

L'indispensable douleur

Une agression, une lésion de l'intégrité physique est signalée par une douleur. Il s'agit d'un mécanisme de sauvegarde. Sans lui, les accidents seraient toujours beaucoup plus graves. Si vous touchez quelque chose de brûlant par inadvertance, vous retirez votre main, souvent avant même d'avoir eu le temps de réaliser que l'objet est chaud. On n'identifie qu'après la sensation qui a causé le retrait. La rapidité de la réaction fait que les brûlures, et autres accidents, seront moins fréquents et moins graves.

Ce mécanisme, dont la sensation nociceptive[85] constitue la trame, est indispensable, vital.

Et pourtant, tout notre être va essayer de lui échapper.

Les tentatives d'échappement

Mézières distingue deux niveaux à ces tentatives d'échappement : le niveau inconscient et le niveau conscient.

Si l'évitement inconscient est assez efficace, nous n'avons aucune information douloureuse. Autrement dit, nous ne sommes pas informés que notre corps est en train de souffrir ou a souffert. Mézières appelle ce mécanisme le « réflexe antalgique à priori ».

Pour que ce système puisse fonctionner efficacement, un ingrédient est indispensable : le temps. Si la survenue de la douleur est rapide, violente, alors le système nerveux autonome n'aura pas le temps de l'occulter et celle-ci arrive à la conscience.

Dans le contexte des dysmorphies, la douleur, pour Mézières, doit être comprise comme un signal d'alarme d'une déformation qui aurait atteint son seuil d'acceptabilité. Le corps, sous l'effet du raccourcissement des chaînes va accepter de se déformer, à bas bruit, c'est-à-dire sans douleur. Mais pas indéfiniment. À partir d'un certain seuil, il allume des signaux d'alarme : les douleurs.

Comme ces déformations s'installent progressivement, les douleurs qu'elles engendrent seront d'installation graduelle. Cette progressivité est essentielle car elle octroie au système nerveux l'ingrédient indispensable (le temps) dont il a besoin pour occulter ces douleurs, pour faire qu'elles ne soient pas ressenties.

---

85. Processus neurologique de la douleur.

C'est à la suite de multiples observations convergentes que Françoise Mézières a été amenée à le décrire. Aujourd'hui, on commence tout doucement à mesurer l'importance de cette découverte et l'avance considérable qu'avait cette femme.

Sa compréhension du mécanisme à l'origine de l'arthrose de la hanche, la coxarthrose illustre bien cette notion nouvelle de « réflexe antalgique a priori » : le raccourcissement des chaînes accentue la cambrure, tout en bas de la colonne lombaire. On parle de cuvette lombo-sacrée. À la longue, cette zone finit par devenir très douloureuse, en particulier lorsque qu'elle est mobilisée. Or, lors de la marche, chaque fois que l'on avance la jambe, la cuvette lombo-sacrée est obligée de bouger. Il s'agit d'un phénomène normal. Mais, comme ce petit mouvement physiologique du bas du dos exacerberait la douleur, le mécanisme du réflexe antalgique a priori se met en marche : sans même que le porteur en soit conscient, le système nerveux autonome s'occupe de l'interdire de manière indirecte.

Comment ? En enraidissant les muscles de la hanche, ce qui a pour effet de l'empêcher de bouger. Une sorte de plâtre. La hanche n'étant plus autorisée à se fléchir, la marche doit s'adapter : c'est le bassin qui bascule en arrière pour que la jambe puisse avancer. La colonne vertébrale sera bien sûr sollicitée, mais beaucoup plus haut que la cuvette lombo-sacrée. La stratégie est efficace, mais elle a un inconvénient majeur : en immobilisant l'articulation de la hanche, elle provoque la dégénérescence des surfaces articulaires par disparition du liquide synovial[86]. C'est la coxarthrose. On la dit « primitive » ou « essentielle », parce que la médecine moderne n'en comprend pas l'origine.

---

86. Liquide intra-articulaire qui assure la lubrification des surfaces articulaires. Sa production est stimulée par le mouvement.

« En réalité, cette douleur est toujours là, mais le sujet s'y soustrait inconsciemment : un réflexe lui fait prendre une attitude qui lui évite de la ressentir : c'est ainsi qu'il immobilise en lordose la région douloureuse où il siège. À la longue, cette attitude s'exagère et l'on voit apparaître, avec la déformation, tantôt un blocage articulaire (qui sera pris pour un rhumatisme), tantôt une atrophie ou une paralysie (apparente) ou une impotence, et les traitements spécifiques de ces troubles ne pourront que les aggraver. »

Ainsi, dans de nombreux cas d'arthrose, de scolioses, suites de polio, de boiteries diverses, c'est en examinant soigneusement les patients et en notant les anomalies dont ceux-ci ne se plaignent pas, que Françoise Mézières fait son observation : afin d'éviter une douleur (d'installation progressive), et avant même que celle-ci ne devienne consciente, le système nerveux s'occupe de trouver une parade, un moyen d'occulter cette douleur, de l'empêcher d'émerger, de devenir consciente et gênante. Cette parade se présente sous la forme d'une attitude vicieuse, d'une malposition, d'une inhibition de certains mouvements (sans raison organique), le tout à distance de la zone à protéger.

En somme, une sorte d'intuition de la douleur à venir, doublée d'une capacité d'évitement de ce qui pourrait devenir désagréable. Le tout, au prix d'une déformation, d'une anomalie à distance et sans liaison apparente avec le mal d'origine qui lui, restera inconscient. Le thérapeute sera consulté, la plupart du temps, à cause de la déformation liée à l'évitement ou à cause des troubles secondaires que celle-ci va finir par générer. Il devra donc, fatalement, remonter l'histoire de la déformation, mettre à jour la douleur occulte et la « tuer ». Il n'est pas rare, au cours d'un traitement, de voir survenir des douleurs inconnues, ou qui rappellent vaguement quelque chose. Il s'agit de passages transitoires et normaux.

Enfin, il faut évoquer d'autres formes possibles de réflexe antalgique a priori : pour Mézières, l'agitation permanente de certains enfants relèverait de la nécessité impérieuse d'occulter des douleurs intenses liées à la croissance. Dans ce cas, le réflexe antalgique a priori a un mode d'expression comportemental.

On le voit, ce concept novateur est aussi un exceptionnel outil de lecture des avatars de la vie.

Le classique « réflexe antalgique a posteriori »

Il faut bien distinguer le « réflexe antalgique a priori » de Mézières, du réflexe antalgique classique, que tout le monde connaît. Celui-là, Mézières l'appelle « réflexe antalgique a posteriori ».

Nous l'avons vu, pour que l'évitement inconscient fonctionne parfaitement, il a besoin de temps. Il a besoin que la douleur s'installe progressivement afin qu'il puisse trouver la parade.

Lorsque cette douleur est d'installation rapide, le système nerveux n'a pas les moyens de l'empêcher d'apparaître. Dans ce cas, nous sommes conscients de notre souffrance et, bien sûr, nous allons tout faire pour l'éviter. Dans le cas d'une sciatique, par exemple, nous allons adopter une attitude caractéristique. Un professionnel reconnaît, de loin, la position hanchée, « en baïonnette » que provoquent ces souffrances. Le patient est conscient qu'il se tient tordu, mais il ne peut rien y faire. Dès qu'il amorce, devant la glace, la moindre correction de posture, la douleur devient intolérable.

Mézières dit de ce réflexe qu'il est « a posteriori », car nous l'adoptons après avoir ressenti la douleur et afin de la rendre supportable. La démarche est consciente, inévitable et ne prendra fin que lorsque la douleur causale aura été « tuée ». Il ne sert à rien de tenter d'apprendre à cette personne comment il faut se tenir...

Les réflexes antalgiques a posteriori sont les seuls que la médecine connaissait avant Mézières.

Si nous avons un torticolis, nous essayons de ne pas tourner la tête sur le côté. Si nous souffrons d'un lumbago, nous nous tenons penchés en avant, ou au contraire creusés au niveau des reins.

Si nous éprouvons une douleur à la hanche, nous prenons appui sur la hanche du côté opposé. Même quand la période aiguë est passée, notre corps peut conserver ces nouvelles habitudes pendant quelque temps.

Une véritable enquête policière

« *On appelle antalgiques (anti-douleur)* dit Françoise Mézières, *ces mouvements ou ces attitudes réflexes pris pour éviter de ressentir une douleur. Ces réflexes antalgiques conscients sont connus et décrits depuis fort longtemps. Je les appelle réflexes a posteriori. Mais il en existe quantité d'autres, même chez des sujets qui ne sont pas malades, auxquels personne ne prête attention et dont on ignore totalement l'origine...* ».

« *Il s'agit d'automatismes de défense contre une douleur occulte, qu'un comportement normal ferait surgir dans une région précise, éloignée de celle qui souffre et sans rapport apparent avec elle. L'organisme se défend préventivement, comme s'il avait une sorte de prescience subconsciente.* »

Pour dépister ce réflexe éventuel, il faut se livrer à une véritable enquête policière et partir à la chasse à la douleur occulte :

« *Intuitivement,* écrit Thérèse Bertherat[87], *nous savons que si nous nous servions d'une certaine partie du corps nous éprouverions de la douleur, bien que nous n'ayons aucun souvenir d'en avoir jamais souffert.* »

Même les teckels !

L'existence du réflexe antalgique a priori et son débusquage, dont Françoise Mézières a donné de nombreux exemples, sont éga-

87. *Le corps a ses raisons*, Éditions du Seuil.

lement mis en évidence par des observations, puis des traitements effectués sur des animaux, notamment sur les teckels, souvent atteints de paralysies des pattes arrière, accompagnées ou non de paralysies de l'appareil urinaire. Ces paralysies sont en général soignées avec succès par la mésothérapie mais si, à la dixième séance, l'animal n'a pas récupéré, on le considère comme perdu.

Or, pour Françoise Mézières, ces accidents qui surviennent brutalement, souvent sans traumatisme apparent, ne sont pas dus à une lésion de la moelle épinière mais à une inhibition du système nerveux central (conscient), par le système nerveux végétatif (automatique). Si l'animal bougeait ses pattes arrière, il aurait mal.

En conséquence, son système nerveux autonome s'occupe de rendre le mouvement éventuel impossible : il « inhibe » le mouvement. C'est une pseudoparalysie.

Le remède ? Il faut étirer la musculature, faire lâcher le spasme responsable, pour tuer la douleur.

Quatre thérapeutes sont parfois nécessaires pour effectuer cet étirement, mais en général deux suffisent. La traction provoque un raidissement des pattes postérieures. En dépit des gémissements de l'animal, on peut penser qu'il ne souffre que peu. En effet, alors qu'il faut aller le chercher sous les meubles pour l'amener chez le vétérinaire, il précède son maître pour venir à la séance d'étirement et s'installe de lui-même au centre du tapis. Dans la majorité des cas, en cinq à dix séances de quelques minutes, l'animal récupère sa mobilité[88].

La recherche de la cause

La rééducation traditionnelle s'occupe essentiellement de l'effet, du symptôme. Pour Françoise Mézières, « *quel que soit le symptôme, il faut chercher la cause* ».

---

88. Nisand M., Application de la méthode Mézières à l'espèce canine, in Originalité de la méthode Mézières.

Prenons un exemple : une entorse peu ou mal soignée, ancienne, oubliée, a entraîné des compensations pour éviter la souffrance de la cheville. Les articulations se sont désaxées, on a triché avec le genou, la hanche, cela a entraîné un déséquilibre du bassin. La douleur peut survenir au niveau de la zone lombaire, ou plus haut, ou plus bas. À l'inverse, un désordre vertébral peut provoquer une douleur ou une déformation des pieds.

Traditionnellement, on tente de traiter l'objet de la plainte : par exemple la douleur lombaire ou la déformation des pieds. Françoise Mézières, elle, remonte la chaîne des compensations pour débusquer la cause primaire.

Pour elle, sauf dans certains traumatismes, la cause initiale sera toujours musculaire. L'attitude thérapeutique qui en découle est tout à fait différente.

Françoise Mézières élimine des douleurs et corrige des déformations. Elle ne se borne pas à en atténuer, ni même à en effacer les effets : « *Nous avons tous au départ une morphologie parfaite où tout fonctionne bien. Puis, peu à peu, nous nous en éloignons sous l'influence de divers éléments de perturbation. Une chaîne, en se raccourcissant, peut entraîner diverses pathologies survenant au cours de l'existence et aggraver parfois les problèmes* ».

Le seul moyen pour revenir à la case départ, pour liquider vraiment la douleur, et non pas gérer le problème de l'algie, c'est de rendre aux chaînes leur souplesse d'origine. Ce faisant, la forme se corrige. La boucle est bouclée, et le patient guérit.

Ça, c'est le principe. La pratique, on le verra, présente quelques difficultés.

« *Ce n'est jamais là où vous croyez que ça se passe !* »

Lors d'un stage, est amenée une malade atteinte de paralysie du membre supérieur droit. La faiblesse s'est installée progressivement, privant la patiente de toute possibilité de mouvoir ce bras droit et, les muscles ayant fondu au niveau de l'épaule, tous les os sont visibles immédiatement sous la peau. C'est spectaculaire et inquiétant car, en même temps, la patiente raconte qu'elle a consulté tous les spécialistes de France et de Navarre. Et, s'ils n'ont proposé ni explication, ni traitement, ils n'en ont pas moins été catégoriques quant à la nature irréversible de l'affection.

Pendant qu'elle parle, les quelque cinquante stagiaires présents ont les yeux rivés sur cette épaule de squelette au milieu d'un corps de chair. Tout à coup, Mézières se rend compte de l'endroit qui fixe l'attention des étudiants et s'emporte : « *Vous n'avez décidément rien compris : ce n'est pas l'épaule paralysée qui est importante, c'est l'autre : l'épaule droite n'est que la victime et ne nous intéresse pas* » ; et de se mettre à travailler l'épaule gauche avec acharnement et persévérance pendant... deux heures. À la fin de la séance, la patiente écarte son bras paralysé suffisamment pour qu'une chose soit claire : Mézières avait raison ! Elle argumente, non pas à coups de théories chatoyantes, mais par des résultats au tapis. Incontestable.

Cette manière de concevoir le traitement sans se laisser abuser par les rideaux de fumée, rappelle celle d'une autre icône de la kinésithérapie moderne, Ida Rolf[89]. Celle-ci avait coutume de dire à ses élèves : « *Ce n'est jamais là où vous croyez que ça se passe. Sauf parfois.* »

Supprimer la douleur ne suffit pas

On l'a vu, l'organisme accepte de se laisser déformer jusqu'à un certain seuil, variable selon les individus. À partir de ce seuil, la sirène d'alarme se met en marche. C'est la douleur et/ou les troubles dits fonctionnels.

En soins classiques, on débranche la sirène et, des troubles fonctionnels, on risque de passer, à bas bruit, aux troubles organiques : arthrose, nécrose. Si vous souffrez du dos depuis des

89. *Ida Rolf : 1896-1979.*

années, on vous soulage par des médicaments, on vous donne de l'aspirine, des AINS[90], on vous fait changer de lit, porter des semelles et, bien sûr… maigrir.

Si vous avez toujours mal, on vous fait faire une radio. À partir de là, deux cas de figure : ou bien on voit, par exemple, que vous avez de l'arthrose ; conclusion : on a constaté le mal à la radio, vous êtes vraiment malade « on n'en meurt pas, mais on meurt avec » ; ou bien on ne voit rien et l'on vous dit : « Allez voir un psychologue » !

Or, on sait depuis longtemps que certaines personnes peuvent avoir des radios très altérées, alors qu'elles n'ont jamais souffert, tandis que d'autres qui souffrent le martyre ont des radios normales.

Ce sont les limites de l'imagerie médicale. On les oublie souvent, ce qui conduit parfois le corps médical à soigner… des clichés.

Pour Françoise Mézières et ses continuateurs, la démarche est très différente.

Ce n'est pas l'arthrose qui fait souffrir…

Pour eux, l'arthrose n'est qu'une image radiologique. Cette image n'est pas une image d'usure, comme on le dit souvent. C'est une image d'anarchie calcique. En effet, à la radio, on ne voit pas que des signes de destruction osseuse prématurée. On voit aussi des signes de constructions anarchiques comme les becs-de-perroquet.

D'après Mézières, ce n'est pas cette anarchie qui est douloureuse, l'os étant très mal innervé[91]. Ce qui fait mal, et qu'on appelait rhumatisme tant que la radio n'existait pas, c'est la cause de cette

---

90. *Anti-inflamatoires non-stéroïdiens (tout sauf la cortisone).*
91. *Il faut nuancer le propos : s'il est vrai que l'os et le cartilage sont très peu innervés, la capsule articulaire, c'est-à-dire le tissu d'enveloppe de l'articulation, l'est, par contre très richement. Le point de vue de Mézières vaut surtout pour l'arthrose de la colonne vertébrale.*

anarchie. Et cette cause, ce sont les contraintes anormales exercées sur les articulations par les raccourcissements des chaînes.

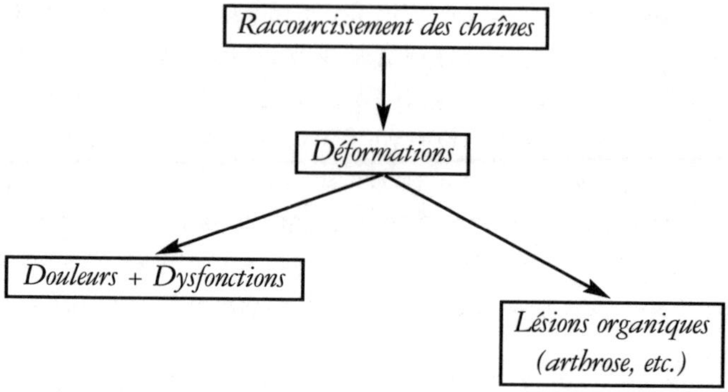

On néglige le fait que, même ce qui est visible à l'imagerie médicale, n'est que la partie émergée de l'iceberg, c'est-à-dire la conséquence d'un raccourcissement musculaire.

...NI LA HERNIE DISCALE

Prenons l'exemple de la hernie discale.

On entend dire encore trop souvent que la surcharge pondérale explique la dégénérescence discale. Or, cette dégénérescence se produit surtout à deux niveaux : la colonne lombaire et la colonne cervicale. Alors, si, à la limite, on peut comprendre qu'un surpoids peut pénaliser la colonne lombaire, pour la colonne cervicale c'est moins évident ! Ce n'est pas sérieux. Même si on peut admettre que perdre quelques kilos ne peut faire que du bien, il n'est pas acceptable de culpabiliser de la sorte une personne qui souffre.

L'une des professions dans lesquelles on rencontre le moins de problèmes discaux c'est chez... les déménageurs !

Ce qui veut dire que ce n'est pas la pesanteur qui est responsable de l'incontestable dégradation vertébrale.

Entre les vertèbres, pour les rendre mobiles, il y a les disques intervertébraux. Ce sont des sortes de petits matelas en fibrocartilage. Pendant longtemps on a cru qu'en leurs centres il y avait une sorte de gelée (le nucleus pulposus). La réalité de l'existence de ces noyaux gélatineux est à présent contestée[92]

Que se passe-t-il ?

Les muscles que l'on croit être des érecteurs de la colonne vertébrale sont surtout des compresseurs de la colonne. Parce qu'ils sont devenus trop courts, ils agissent comme un étau qui écraserait les vertèbres les unes sur les autres, jour et nuit, en permanence. Le fibrocartilage du disque n'est pas fait pour ça. Il ne peut pas y résister. Il en est de même des vertèbres. Il faut réaliser que ce n'est pas la pesanteur qui écrase les disques et les vertèbres.

Au bout d'un moment de compression anormale et permanente[93] sur un disque, celui-ci finit par être malade. Sa structure dégénère et il en est de même pour les vertèbres : ce sont ces altérations que l'on voit à la radio, mais ce n'est pas cela qui fait souffrir. Les responsables sont les nœuds musculaires : ils ont engendré une hyperpression, laquelle a rendu le disque malade. Et ces nœuds, parfois loin de la lésion, ne seront jamais visibles à la radio.

La dégradation osseuse ou discale se voit à l'examen radiologique au bout d'un certain nombre d'années ; mais la cause de la douleur, ce n'est pas elle : le disque n'étant pas innervé, il ne peut pas faire souffrir, même s'il est très abîmé. Par contre, le muscle lui, est très bien innervé. C'est donc sur les muscles et leurs raccourcissements qu'il faut agir.

---

92. Voir chapitre : INDICATIONS.

93. La compression réalisée par les chaînes raccourcies ne s'arrête pas la nuit. Elle ne laisse pas le tissu respirer.

La méthode Mézières s'attaque donc au terrain et tente de le modifier. Un patient qui débute un traitement avec une radio d'arthrose du genou ira mieux au bout d'un certain nombre de séances. Pourtant, son image d'arthrose est toujours présente : « On ne fait pas du neuf avec du vieux. » Mais, comme sa souffrance n'était pas due exclusivement à la dégradation arthrosique, mais surtout à la souffrance des petits ganglions sympathiques malmenés par le raccourcissement musculaire, une fois celui-ci combattu, il ne souffrira plus (ou moins) de son arthrose. Quant à l'image, elle s'améliore parfois avec le traitement, mais cela prend des années. Mais l'objectif est-il d'être le plus beau squelette du cimetière ou de vivre normalement ?

LES ARTICULATIONS, VICTIMES DES MUSCLES

À l'instar des disques intervertébraux, les autres articulations et les ligaments ne sont que les victimes des rétractions musculaires et des dysmorphies que celles-ci engendrent.

Mézières ne nie pas la possibilité de malposition d'une vertèbre. Elle ne nie pas que le geste de l'ostéopathe ou du rebouteux, qui consiste à remettre cette vertèbre à sa place, puisse être salutaire. Mais elle pose la question : qu'est-ce qui peut bien pousser durablement une vertèbre en dehors de ses axes normaux ? En effet, il faut imaginer l'alignement des vertèbres comme celui d'une pile d'assiettes creuses : très naturellement, elles vont s'emboîter toutes seules, les unes dans les autres, jusqu'à constituer une pile parfaitement alignée. Si l'une d'entre elles dépasse et ne réintègre pas spontanément sa place, c'est qu'une force la maintient hors de l'alignement, la tire de côté. Or, il faut savoir que sur chaque vertèbre vient se fixer une vingtaine de muscles. Imaginons à présent que l'un de ces muscles se soit raccourci. Il va exercer une tension permanente sur cette vertèbre et, à terme, lui faire perdre sa position parfaitement centrée.

Forcer cette vertèbre à réintégrer sa place d'origine sans avoir, au préalable, veillé à supprimer l'épine irritative, c'est courir à l'échec : soit la vertèbre se re-déplace dans les minutes ou les heures qui suivent la manipulation, soit c'est une autre vertèbre qui va se déplacer. Désormais, les ostéopathes attachent beaucoup plus d'importance au mou. Ils admettent volontiers que ce sont ces parties molles qui conditionnent le dur, les os[94]. Le paradoxe, c'est qu'ils continuent à s'appeler « ostéopathes ». Mais ceci est un autre débat et ne remet nullement en question l'efficacité de leurs manipulations.

Immédiatement après un traumatisme, par exemple un coup du lapin, on peut imaginer que des vertèbres se soient un peu déplacées, de manière inframillimétrique[95] et ne réintègrent pas leur place tout de suite à cause des contractures, lesquelles sont provoquées par le choc. Or, cette malposition peut être elle-même à l'origine de douleurs par irritation des capsules articulaires qui, on l'a vu, sont très richement innervées. Ces douleurs vont venir se rajouter aux douleurs musculaires. L'irritation locale que ces déplacements provoquent risque fort d'augmenter encore la crispation de l'environnement musculaire déjà sensibilisé. Il est urgent de briser le cercle vicieux irritation-douleur-contracture. Il est clair que moins longtemps les vertèbres resteront en malposition, mieux cela vaudra et moins le traumatisme laissera de trace. La manipulation ostéopathique sera souveraine.

Mais, dans ce cas, il s'agit d'un geste de reboutement unique, non renouvelé.

---

94. L'influence de Mézières n'est peut être pas étrangère à cette évolution récente de l'ostéopathie.

95. À ce niveau, un déplacement plus important s'appelle une luxation ou une entorse vertébrale. Cela ne relève bien sûr plus de l'ostéopathe.

Les manipulations à répétition sur des douleurs chroniques et qui ne sont pas d'origine traumatique sont plus discutables. En effet, chacune de ces manipulations, chacun de ces craquements, représentent vraisemblablement autant de microtraumatismes qu'il faut pouvoir justifier. Certes, les manipulations ont changé et le cracking n'est plus la règle. Mais cela ne dispense pas de la réflexion sur la source de ces déplacements vertébraux. Si les muscles sont les responsables, alors c'est eux qu'il faut traiter et non les vertèbres qui ne sont que des « bouts de bois inertes, chahutés par leur environnement musculaire ».

3

LA MÉTHODE

LES PRINCIPES THÉRAPEUTIQUES

Dès lors que l'on réalise qu'il n'est que des lordoses et que toutes les autres déformations n'en sont que les conséquences, la tendance naturelle consiste à rechercher les muscles délordosants pour les renforcer. Ainsi espère-t-on pouvoir contrebalancer l'effet lordosant des chaînes musculaires.

Si cette démarche est légitime, elle est cependant à proscrire aux yeux de Mézières et ce, pour deux raisons.

Tout d'abord, nous n'avons pas de muscles délordosants. Nous n'avons que quelques muscles capables de cyphoser, d'arrondir les extrémités de notre colonne vertébrale (rentrer le menton et serrer les fesses). Aucun n'a la possibilité de réduire les lordoses intermédiaires.

Et les abdominaux ? Contrairement à ce que l'on fait croire, la contraction des abdominaux ne décreuse pas les reins. La sensation de dos qui se plaque au sol lorsqu'on se soulève, les pieds coincés sous l'armoire et les mains sous la nuque, n'est que le fait de l'accentuation de la convexité de la zone de transition (ces quelques vertèbres situées à la hauteur des omoplates et qui assurent la jonction des deux lordoses principales). L'effet n'est donc pas vraiment favorable !

De plus, la tentative de renforcer les muscles antérieurs pour lutter contre la suprématie des postérieurs s'avère désastreuse. En effet, cela resserre encore plus l'étau musculaire dans lequel vertèbres et disques sont pris. Cette contrainte supplémentaire, loin de nous redresser, accélère encore le processus de dégénérescence des structures vertébrales.

Les salles de sport sont les plus efficaces pourvoyeurs de patients pour les rééducateurs.

LA RESPIRATION

Même sur la respiration, fonction essentielle et souvent perturbée, Mézières n'est pas d'accord avec les classiques.

« La respiration ça ne s'éduque pas, ça se libère. »

Cette maxime importante constitue la trame des séances et l'un des principes fondamentaux de la méthode. Elle va complètement à l'encontre de ce qui se faisait à l'époque en kiné classique et de ce qui se fait encore. Y compris dans bien des écoles qui se réclament de Mézières.

La tendance naturelle de tout thérapeute qui prend en charge une personne tassée, asthénique, type « Gaston Lagaffe », est d'essayer de la faire se déplier, se redresser, d'ouvrir la poitrine. On insiste donc sur l'inspiration, temps d'ouverture du thorax. De plus, c'est le temps de l'oxygénation. Insister sur l'inspiration, dans l'esprit du kiné, c'est faire d'une pierre deux coups : cela favoriserait la mécanique (ouverture) et le métabolisme (oxygénation).

Le diaphragme n'étant considéré que comme une sorte de pompe aspirante-refoulante.

C'est cohérent, compréhensible et logique au premier abord. Mais ça ne marche jamais !

Pour comprendre pourquoi ça ne marche pas, il faut se reporter à la physiologie respiratoire et aux chaînes de Mézières.

On distingue deux temps dans la respiration : l'inspiration et l'expiration.

L'inspiration est le temps actif de la respiration. Il représente un effort musculaire et c'est le muscle diaphragme qui le fournit, essentiellement.

Ce muscle, qui se présente comme une double coupole qui sépare le thorax, en haut et l'abdomen, en bas, est une sorte de plaque tournante de l'organisme. Essentiel sur le plan mécanique (il réalise la jonction entre le haut et le bas du corps), il est aussi le hamac du cœur[96]. Il surmonte, entre autres, le plexus solaire (l'un des centres importants de notre vie végétative) et les viscères de l'abdomen qu'il masse en permanence par son mouvement rythmique.

Lors de sa contraction, pour réaliser l'inspiration, il tire sur toutes ses insertions pour abaisser les coupoles. L'air rentre dans les poumons ***(voir fig.16, page VI)***. Or, son insertion la plus importante se fait sur la colonne lombaire, de sorte que, à chaque contraction, à chaque inspiration, les lombes sont tirées en avant. Augmentation inévitable de la lordose pendant l'inspiration.

L'expiration courante, celle de la vie de tous les jours, est passive. Cela veut dire qu'elle ne nécessite aucun effort. Elle se fait par relâchement du diaphragme lorsqu'il a fini son effort d'inspiration : les viscères, qui ont été comprimés par l'abaissement des coupoles lors de l'inspiration, refoulent les coupoles vers le haut dès que le diaphragme se relâche. L'air sort ***(voir fig.17, page VI)***.

---

96. *Le cœur est posé sur la coupole gauche du diaphragme, un peu comme dans un hamac.*

Si on veut pousser l'expiration plus loin, comme pendant l'effort physique, alors on est obligé de recruter des muscles appelés expirateurs accessoires. Il s'agit essentiellement des muscles abdominaux. Par leur contraction, ils compriment les viscères ce qui a pour effet de repousser encore plus haut et plus vite les coupoles diaphragmatiques et les incite à se relâcher plus complètement.

RESPIRATION ET CHAÎNES MUSCULAIRES

Le muscle diaphragme, inspirateur principal, fait partie de la chaîne antéro-intérieure[97] située dans le ventre. Or, comme tout muscle qui appartient à une chaîne, il a tendance à être trop court. Et ce raccourcissement est justement l'une des causes importantes de la fermeture du thorax, du dos rond, de la tête qui avance et des épaules enroulées. Insister sur l'inspiration lors de séances de rééducation provoque donc, contre toute attente, une accélération du processus déformant du thorax et du reste du corps.

Mais, aux yeux de Mézières, il y a une autre raison qui fait que cette gymnastique en inspiration est absurde : la respiration est une fonction semi-automatique. C'est-à-dire que, même s'il nous est possible d'intervenir sur elle momentanément, dès que l'attention en est détournée, elle revient à ce qu'on appelle « l'habitus respiratoire ». Il est donc illusoire de chercher à modifier l'habitus respiratoire par l'entraînement. Toujours cette différence entre système nerveux volontaire et système autonome.

Cet habitus définit les différentes caractéristiques de la respiration d'un sujet : rythme, profondeur, par la bouche ou par le nez, par l'abdomen ou le thorax. Il est fonction de différents éléments dont le principal est la forme de la cage thoracique, laquelle dépend de la rétraction des chaînes. Mézières donne l'image d'une boîte de

---

97. *Chaîne antéro-intérieure, et non antéro-interne comme on peut le lire dans des publications de vulgarisation.*

conserve dont on déformerait le fond : les parois s'en trouvent modifiées. Réciproquement, si on pince les parois pour les rapprocher, cela « *gauchit* », cela fausse le fond de la boîte. C'est la même chose pour le thorax avec ses parois latérales (les côtes, la colonne et le sternum) et son fond (le diaphragme). Si on veut avoir une chance de modifier le mode respiratoire, de libérer la respiration, il faut agir simultanément sur les parois et sur le fond, les ramener vers leur forme originelle.

Ceci se fait par l'étirement des chaînes et non par l'exercice respiratoire. Il n'y a qu'en rendant sa forme normale au thorax que l'on peut influer positivement et durablement sur l'habitus respiratoire.

Il n'y a donc rien à attendre d'une rééducation respiratoire parce que cette fonction est semi-automatique et donc indifférente à l'apprentissage.

Mais alors, pourquoi attacher tellement d'importance à la respiration durant les séances ? Pourquoi est-ce la première chose qu'enseigne Mézières à la première séance d'un traitement ?

Pour le comprendre, il faut se rapporter à l'observation princeps et à la **sixième loi** : *Toute élongation, détorsion, douleur, tout effort implique instantanément le blocage respiratoire en inspiration.*

Souvenez-vous : lors de l'observation princeps, Mézières, alors qu'elle luttait pour essayer de réduire cette lordose baladeuse, constate que, lorsqu'elle y arrive un tant soit peu, la respiration devient irrégulière et se bloque sur l'inspiration. Le patient n'expire plus, il ne fait qu'inspirer. Cela correspond à une crispation du diaphragme. On veut l'étirer, alors il réagit en protégeant sa rétraction à coups de contractions (involontaires). Et la contraction du diaphragme, c'est l'inspiration. Ce muscle est tellement puissant, tellement central, que tant qu'il est contracté, il n'y a rien à espérer. Il faut donc le relâcher pour avoir une chance de l'étirer. Et le relâchement du diaphragme, c'est l'expiration.

Il n'y a que sur des expirations libres (sans frein), régulières (au rythme immuable pendant toute la durée de la séance) et complètes, que le diaphragme finit par lâcher prise.

La tendance naturelle, chez n'importe qui, dès qu'on met ses chaînes en tension, est de freiner, voire d'empêcher l'expiration. Il est donc nécessaire de bien préparer le patient afin que, volontairement, pendant la durée de la séance, il ne se laisse pas aller à ce blocage spontané.

Mais, en dehors de cela, « *Nous n'avons rien à attendre de la respiration* », dit-elle.

Comprenez : **ce n'est pas la respiration qui soigne. Mais, mal faite, elle compromet les résultats d'un traitement par ailleurs bien conduit.**

Au final, on peut distinguer trois manières différentes d'aborder la rééducation respiratoire :

- **Celle des classiques et des écoles Mézières hybrides** : on entraîne la respiration afin de tenter de lui imprimer un autre habitus. Ce nouvel habitus est décrété meilleur, plus « physiologique », ou plus efficace. Notons que cet habitus « parfait » varie de manière significative d'une école à l'autre et aussi en fonction des époques. Il y a des modes en rééducation respiratoire classique : pour certains, il faut inspirer par le ventre, pour d'autres par la poitrine, etc. Ces divergences signent le caractère arbitraire de ces doctrines respiratoires.

- **Celle de Mézières** : « *Il est aussi absurde d'essayer d'apprendre au patient à respirer que de lui apprendre à bien faire circuler son sang. Il n'est pas de mauvaises respirations, il n'est que des respirations gênées.* »

Pour libérer la respiration, une seule solution : restaurer la morphologie du thorax par l'allongement des chaînes. La normalisation du diaphragme a beaucoup de conséquences positives, dont une assez inattendue : les épaules reprennent une morphologie harmonieuse. « *Il n'est pas de bon port d'épaules sans liberté du diaphragme.* »

- **Celle de la Reconstruction Posturale** : à la vision de Mézières, à laquelle elle adhère à 100%, la Reconstruction Posturale rajoute le paramètre neurologique. L'habitus respiratoire est géré par des centres nerveux spécifiques. C'est à eux qu'il faut s'adresser, ce sont ces centres, situés dans le cerveau archaïque qu'il faut reformater, un peu comme on reboute de temps en temps, un ordinateur quand son fonctionnement commence à laisser à désirer. Cette conception engendre, bien entendu des techniques nouvelles.

LA RESPIRATION POUR LES CLASSIQUES	POUR MÉZIÈRES
Le diaphragme est une pompe aspirante et refoulante.	Le diaphragme est l'élément d'une chaîne et constitue le fond de la « boîte thoracique ».
Il aide à mieux respirer, par accroissement de la capacité thoracique.	Sa contraction réalise l'inspiration, mais augmente, en parallèle, les déformations préexistantes.
Le temps correcteur, sthénique, est l'inspiration. L'expiration est la temps asthénique. Il se fait sur un enroulement en avant.	Le temps correcteur est l'expiration. C'est le moment pendant lequel le diaphragme lâche prise.
La respiration se rééduque.	La respiration se libère.

LA NATATION COMME PANACÉE

Qui n'a pas entendu dire, au moins une fois, par le médecin, le kiné ou le prof de sport : « Allez faire des longueurs de bassin, ça vous fera du bien ! ».

Qu'en est-il ?

Tant qu'on est à la surface de l'eau et qu'on n'a pas pied, il est nécessaire, pour assurer la flottabilité, de garder de l'air dans les poumons : c'est cet air résiduel, et non pas nos mouvements, qui nous maintient à la surface. De sorte qu'il est possible d'affirmer que tant qu'on est en train de nager, le diaphragme ne peut se relâcher totalement. Aucune expiration n'étant complète, il reste toujours un peu contracté et bien sûr cela favorise la lordose.

Oui, mais alors, comment se fait-il qu'on se sente si bien après avoir fait des longueurs de bassin ? Nous reviendrons sur ce phénomène dans le chapitre consacré aux sports, mais d'emblée on peut dire que plus un muscle est raccourci, plus il aura tendance à entrer en contracture (le stade juste avant les crampes). Mais c'est quand il est chaud que le muscle raccourci fait le moins souffrir. En sortant de la piscine, on est bien chaud et tout va bien. Ou plutôt devrait-on dire : tout va moins mal !

L'addition, on la paye quand le muscle refroidit, ce qui se fait en quelques heures, en quelques jours.

D'où vient ce consensus du corps médical sur « la natation, activité souveraine pour les lombalgiques et les scoliotiques » ?

Les médecins et les rééducateurs classiques ne contestent pas que la natation soit lordosante, ni que l'hyperlordose soit néfaste. Mais, comme ils attribuent l'effet lordosant exclusivement à la position du nageur sur l'eau, ils prétendent y remédier en recommandant de nager sur le dos. Or, sur le dos, le problème de la contraction permanente du diaphragme pour éviter la noyade est identique.

« Même punition, même motif ! » : quelle que soit la position de nage adoptée, du fait de l'activité diaphragmatique anormale, les troubles liés à l'hyperlordose sont augmentés par une pratique soutenue.

Il est probable que cet engouement des milieux médicaux pour la natation soit le fruit de l'amalgame de deux idées que l'on tient pour d'incontestables vérités :

- le sport comme antidote indispensable, vitale, à notre vie sédentaire. Nous reviendrons plus loin sur l'avis de Françoise Mézières quant à ce dogme des temps modernes.

- le fait que les Grecs, les Romains avaient leurs thermes. Cette tradition, puisqu'elle est millénaire, ne peut pas être mauvaise. Elle doit avoir des vertus thérapeutiques !

Ce à quoi Mézières répond : « *D'abord, dans les thermes, il n'y a jamais assez d'eau pour pouvoir nager. De plus, ce n'est pas parce qu'une tradition est ancienne qu'elle est forcément pertinente. Il y a des âneries que l'on perroquette ainsi, de génération en génération. Du temps de Molière, on faisait des saignées pour tout. Les patients souffrant de phénomènes congestifs en étaient soulagés. Ceux qui souffraient d'anémie en mouraient.* »

Elle conclut : « *L'eau fait du bien, la natation -à outrance- fait du mal.* »

LES OUTILS THÉRAPEUTIQUES

On l'a vu, Mézières a représenté un événement important, fondateur, pour tous ceux qui s'occupent de la mécanique corporelle. Mais beaucoup n'en ont retenu qu'une chose : elle privilégie les étirements musculaires par rapport au classique renforcement. Et, puisque cette méthode avait le vent en poupe, les mêmes proposèrent une forme de Mézières approximatif : naissance du stretching.

Dès lors qu'on a compris qu'il ne s'agit plus de renforcer des muscles de l'avant du corps, déficients, mais d'allonger ceux de l'arrière, trop courts (ce qui revient en quelque sorte à ne pas essayer de gonfler le moteur si le frein à main est serré), il faut encore mettre au point un ou des outils pour y parvenir. Or, on l'a vu lors de l'observation princeps, les chaînes ne se laissent pas facilement étirer. Elles font de la résistance et elles se passent le relais d'une zone corporelle à l'autre (de la nuque aux lombes, des lombes aux genoux), d'un plan de l'espace à l'autre (lordose qui se transforme en inflexion latérale par exemple) et d'une fonction à l'autre (blocage de la respiration).

COMMENT ÉTIRER UN MUSCLE ?

Pour Mézières, étirer passivement un muscle est au minimum inefficace. Au maximum, cela va porter atteinte à la capacité de contraction du muscle, ce qui, bien sûr, n'est pas le but recherché. On ne veut pas rendre les chaînes incapables de se contracter, on veut les ramener à leur longueur normale de repos.

Pour sortir de cette impasse, Mézières préconise un étirement actif. Ceci veut dire que l'étirement sera le résultat d'un effort, d'une contraction du muscle visé.

Or, il faut se souvenir que le muscle ne connaît qu'un seul type de réponse à la stimulation : la contraction. Laquelle correspond à un raccourcissement. On ne voit donc pas très bien où Mézières veut en venir, ni comment elle veut y aller : elle prétend étirer des muscles qui sont en train de se contracter, donc de se raccourcir…

De plus, il ne faut pas perdre de vue que, si étirer un muscle activement, comme le préconise Mézières, est déjà problématique, étirer une kyrielle de muscles enchevêtrés est un vrai casse-tête.

Alors, progressivement, elle met au point[98] un nouvel outil qu'elle appelle « contraction statique excentrique »[99].

Pour prendre un raccourci, on peut dire qu'il s'agit de contractions statiques en position d'étirement maximum autorisé par la longueur (ou plutôt le raccourcissement) de la chaîne à étirer. On met le muscle en position la plus allongée possible, puis on demande une contraction. Le muscle essaie alors de se raccourcir, ce que le thérapeute empêche. Le muscle raccourci se fatigue et finit par lâcher prise. Quelques millimètres sont ainsi gagnés. Et ainsi de suite.

---

98. En l'occurrence, Mézières croit avoir inventé un nouveau concept. Mais ce principe est très proche de celui d'une technique utilisée aux États-Unis depuis le début du siècle et connue sous le nom de « muscle energy », inventée par un dénommé Mitchell.
99. Cette appellation maladroite a fait hurler les puristes : si la contraction est statique, il n'y a aucun mouvement. Si elle est excentrique c'est qu'il y a mouvement. Dès lors, elle n'est plus statique. On ne peut qu'approuver.

Ce principe existait avant Mézières. Si on imagine aisément son application sur un muscle, il n'en est pas de même pour une chaîne de muscles.

COMMENT ÉTIRER UNE CHAÎNE DE MUSCLES ?

LE CONCEPT DE COMPENSATION

L'observation princeps et les lois qui en ont été tirées, mettent en évidence un phénomène que Mézières appelle « compensation ». Cette notion est tellement importante que certains finiront par décrire la méthode Mézières comme une « longue chasse aux compensations ». Et Mézières de cautionner ce raccourci saisissant en le citant dans ses conférences.

Ceux qui se sont un jour battus contre les compensations éprouvent immanquablement un immense respect pour ce génie de l'esquive, cette inventivité dans la tricherie, cette célérité dans la dérobade que chaque corps humain recèle inconsciemment. Ce n'est bien évidemment pas le cerveau que nous connaissons, celui avec lequel nous avons l'habitude de « réfléchir nos mouvements », qui est impliqué. C'en est un autre, beaucoup plus rapide, plus subtil et incroyablement inventif.

Même le patient le plus empoté, qui n'a jamais fait de sport et dont la maladresse corporelle est patente, est capable de véritables prouesses pour échapper, en temps réel, à l'inconfort ressenti quand on met les chaînes en tension.

Au début, le jeune thérapeute est surpris par cette ingéniosité instantanée. Parfois, on sent même poindre, chez les débutants, une sorte d'agressivité, comme si le patient faisait un peu exprès. Il va falloir se battre avec lui, le prendre de vitesse, anticiper ses ruses subtiles pour fuir et échapper. Le praticien a souvent l'impression d'essayer de coincer une savonnette dans la baignoire...

Quand on assiste à une séance l'impression de corps à corps est très prégnante.

Ce sentiment de bagarre contre le patient, cet épisode un peu paranoïaque, ne diminue que lorsque le thérapeute réalise que son « adversaire » n'est même pas conscient des dispositions prises par son corps. Tout se passe par-devers lui et si personne ne l'en informe, il ne le saura jamais. Quand on l'en informe, il est incrédule.

En fait, il n'est pas responsable des réactions de son corps et la seule chose que l'on puisse espérer est sa collaboration, sa participation à la chasse aux compensations. Seul, le praticien n'a aucune chance. Ne parlons même pas du patient qui essaierait de se posturer seul : un aveugle, sourd et manchot.

Que voit-on ? Dès qu'on essaie de gagner de la longueur dans un secteur d'une chaîne raccourcie, celle-ci se défend et récupère instantanément la longueur qu'on vient de lui voler. Elle va chercher cette « compensation », soit dans le même secteur, mais dans un autre plan, soit dans un autre secteur vertébral. Comme c'est la même ficelle, la compensation peut s'effectuer n'importe où, parfois très loin de la tentative d'allongement. Il est courant de voir la nuque se creuser quand on demande au patient de plier ses chevilles vers lui.

Les contractions statiques excentriques doivent donc être appliquées de manière intégrale, sans laisser de points de fuite, faute de quoi toute l'entreprise est réduite à néant. Si on laisse ne serait-ce qu'une compensation, c'est comme si l'on essayait de remplir une baignoire trouée.

La « lordose » des membres

Compte tenu de ce que ces compensations ne connaissent pas la frontière théorique entre la colonne vertébrale et les membres (les chaînes se moquent du « corps saucissonné » que propose la médecine moderne), la notion de lordose est étendue à ces derniers et ils sont inclus dans la chasse aux compensations. Or le terme de lordose, en médecine, ne s'applique qu'à la colonne vertébrale. Parler de lordose à propos des membres constitue donc un abus de langage de la part de Mézières.

S'il est compréhensible en l'occurrence, il contribue pourtant à conforter la réputation de secte des « mézièristes » : ils parlent un langage par eux seuls compris[100].

La chasse aux compensations devient la règle et le blocage inspiratoire est assimilé à l'une d'entre elles. Une respiration de travail, faite d'inspirations normales mais d'expirations libres et profondes, rythme donc des séances faites de postures d'étirement, intégrales et prolongées.

À présent, on comprend mieux la définition que Mézières donne de sa méthode : ***« ...une technique propre à normaliser la forme par l'assouplissement des chaînes musculaires au moyen de contractions isométriques. »***

DANS CETTE DÉFINITION :

- La restauration morphologique est présentée comme essentielle.

- La raideur et le raccourcissement des chaînes apparaissent comme étant à l'origine de nos troubles.

- Enfin, l'outil thérapeutique, la contraction isométrique[101], est introduite.

---

100. Il n'est pas niable non plus que le fait de baptiser sa méthode de son nom, ainsi que le charisme dont elle était dotée, contribuèrent considérablement à établir une connotation sectaire à sa mouvance.

101. La signification de ce terme sera expliquée plus loin.

CE QU'IL FAUT RETENIR

Le raccourcissement des chaînes musculaires est seul responsable de tous les tassements, dysmorphies, impotences.

Donc :
- Il faut étirer les muscles paravertébraux et non pas les muscler.

- La raideur articulaire est la conséquence de la raideur musculaire.

- Pour la combattre, c'est aux muscles des chaînes qu'il faut s'adresser et non aux articulations.

- Comme toute action localisée aggrave les dysmorphies, il faut travailler sur la tension de tout l'ensemble corporel en faisant la chasse aux compensations.

- Étant donné que le blocage de la respiration en inspiration est assimilé à une compensation majeure, le rythme respiratoire doit être parfaitement régulier et son temps fort doit être l'expiration.

- Cette tension doit être réalisée en attitude hyper corrigée de tous les segments du corps, et ce par rapport à un modèle de référence, le parangon.

Cet ensemble de lignes directrices est résumé dans la formule-clé de Françoise Mézières :

« Aligner, détordre, délordoser. »

4

LA PRATIQUE

LE BILAN

Théoriquement, tout traitement de kinésithérapie commence toujours par un bilan.

Mais pour les classiques, du fait que ce bilan ne sert qu'à évaluer les résultats obtenus, à la fin du traitement, il est bien souvent réduit à sa plus simple expression. La motivation est pauvre.

Très tôt, le kinésithérapeute classique a l'impression que ces bilans fastidieux, qu'on prétend lui imposer, ne sont que les tracasseries d'une administration tatillonne qui, de toute façon, ne les lira jamais[102].

CHEZ LES CLASSIQUES

Le bilan des classiques n'a que faire de la morphologie, ou alors si peu. Comme c'est la force qui les intéresse, les seuls points retenus, en ce qui concerne la forme, seront en rapport avec le volume de tel ou tel groupe musculaire.

Mais c'est surtout la puissance des muscles qui est évaluée, le plus analytiquement possible. On appelle ça le « testing ». En France aussi.

---

102. Ce qui n'est pas faux.

Pour les classiques toujours, si la force est le fait des muscles, la souplesse est celui des articulations et de leurs ligaments. Et c'est très logiquement qu'ils évaluent les amplitudes, articulation par articulation, à l'aide d'un instrument appelé goniomètre.

Enfin, le bilan classique est fragmentaire en ce qu'il ne s'intéresse qu'à la zone corporelle à soigner : il est bien rare qu'on vous demande d'enlever vos deux souliers si vous consultez pour une entorse de la cheville droite. Et ne parlons pas de tomber la chemise...

Il faut bien reconnaître que cela aurait quelque chose d'incongru dans le cadre d'un traitement qui se revendique analytique.

CHEZ MÉZIÈRES

Pour Mézières, les choses se présentent différemment : le bilan sert, bien sûr, à évaluer les progrès accomplis. Mais il permet surtout d'élaborer la stratégie de traitement, d'essayer de trouver comment on va s'y prendre pour réduire les déformations identifiées et d'établir la chronologie des séquences thérapeutiques.

Comme la récupération de la force et de la souplesse, la diminution des douleurs, dépendent de la restauration morphologique, le bilan sera essentiellement morphologique.

Chaque traitement commence par un bilan morphologique complet. C'est le bilan initial.

Il est tout simplement impensable de débuter un traitement de ce type à la simple lecture d'une ordonnance ou la vue d'une radio.

Ce bilan de départ dure une bonne heure pour un praticien bien entraîné et ce, à condition que le cas ne soit pas trop complexe. Il est précédé par l'anamnèse[103] et suivi par des mesures : taille, poids.

---

103. Anamnèse : interrogatoire du patient et énoncé de son histoire, de ses plaintes et de ses attentes.

LE BILAN PHOTOGRAPHIQUE

Mais surtout, le praticien fait des photographies. Celles-ci sont très importantes car il n'est pas un seul thérapeute au monde qui soit assez doué, qui ait un œil suffisamment fiable pour pouvoir comparer tel détail, telle subtilité morphologique, à plusieurs mois, à plusieurs années d'intervalle.

Il ne serait pas sérieux celui qui, à l'issue d'un long traitement, déclarerait sans photos à l'appui « votre dos est beaucoup plus harmonieux, vos jambes sont moins en O et vos pieds moins plats ».

On peut se souvenir que tel patient avait les jambes très en O ou les pieds relativement plats, mais il est impossible d'avoir ces déformations suffisamment dans l'œil à cet instant T et d'être capable de faire la comparaison avec ce qu'elles sont devenues à un instant T + 2 ans.

En aucun cas le thérapeute ne se contente d'une impression positive : il désire ardemment obtenir un résultat, ce qui augmente la subjectivité de son appréciation. Il le sait, et s'il prend des photos c'est surtout parce qu'il se méfie de lui-même.

Pour que les clichés soient exploitables, il faut qu'ils soient reproductibles. Pour cela, il faut qu'ils soient pris dans des conditions identiques :

- Le patient est debout devant un mur quadrillé.

- Ses pieds sont complètement joints[104]. Ceci pour deux raisons : d'abord, si on laissait le patient s'installer spontanément, il serait impossible de reproduire exactement le même écart, la même position des pieds, à plusieurs mois d'intervalle. Ensuite, la position pieds complètement joints met déjà en tension les chaînes et fait ainsi ressortir certaines déformations qui, autrement, pourraient passer inaperçues.

---

104. Malheureusement, il semble bien que cet élément fondamental soit passé à la trappe dans la plupart des écoles post-Mézières.

C'est à cause de cette tension préalable que les patients, installés dans cette position, se mettent à transpirer abondamment au bout de quelques minutes.

- Au minimum on effectue quatre clichés : face, dos et deux profils.

- Le patient se tient sur une croix marquée au sol. Pour chacun des quatre clichés, il a une ligne entre les pieds et une ligne derrière les talons.

- Même à plusieurs mois d'intervalle, la lumière est constante, la hauteur de l'appareil est stable, de même que son emplacement.

Dans ces conditions, les photos seront superposables et donc comparables.

Compte tenu du coût modique de l'installation, les raisons de ne pas faire ces photos se limitent au manque de professionnalisme ou à un déficit de confiance en soi et/ou en la méthode utilisée.

Imaginons une méthode qui aurait, pour objectif, l'amélioration de l'arthrose : étant donné qu'il s'agit d'une maladie radiologique, et qui ne se voit qu'à la radio, le seul moyen d'évaluer le succès ou l'échec du traitement serait... la radiographie. On n'imaginerait pas un thérapeute qui décrèterait une amélioration sans avoir fait ni cliché initial ni cliché de contrôle !

Il en est de même pour cette méthode : elle a pour objet l'amélioration de la morphologie. Celle-ci n'est évaluable que grâce à des photographies.

Durant tout le bilan, le thérapeute compare en permanence ce qu'il voit à la perfection virtuelle du parangon morphologique.

Du fait que les dysmorphies témoignent du raccourcissement des chaînes musculaires, elles sont, quelles que soient les plaintes du patient, les objectifs prioritaires du traitement. Car, pour Mézières, les douleurs et les dysfonctionnements ne sont que les résultats de la dégradation morphologique.

Ce bilan morphologique est intégral, quelle que soit la plainte du patient. C'est-à-dire qu'il concerne l'ensemble du corps, le patient ne gardant que ses sous-vêtements.

Le bilan initial est long et méticuleux. Chaque détail visualisé par le praticien est consigné par écrit. C'est un état des lieux exhaustif et en 3D du corps qu'il va falloir ramener vers une forme parangonique.

Il sera repris, en version courte, au début et à la fin de chaque séance.

LE BILAN STATIQUE

En position debout

La position est naturelle, mais les pieds sont joints, des talons à la pointe.

Aucune consigne n'est donnée, aucune correction n'est suggérée.

Le praticien note tout ce qu'il voit de face, de dos, puis sur les deux profils.

Il note les moindres détails, car ce sont autant d'indices précieux. Mézières a insufflé à ses suivants une sorte de maniaquerie du détail, à telle enseigne que ce caractère vétilleux est devenu comme une marque de fabrique.

En appui antérieur

Puis, le patient se penche en avant. Les pieds restent joints et le thérapeute indique au patient où il doit aller poser les mains sur le sol : ce n'est pas, comme le font les classiques, « bouts des doigts sur les orteils ». Cette manière de faire autorise toutes les tricheries, au premier rang desquelles le recul des fesses.

Au contraire, Mézières demande au patient d'aller se poser sur les mains, paumes à plat sur le sol, loin en avant, de sorte que les fesses restent plus avant que les pieds (même si les talons décollent et que les genoux se plient un peu) et la tête plus en arrière que les mains. Dans cette position, les malpositions des vertèbres ne peuvent plus échapper à l'œil de l'examinateur.

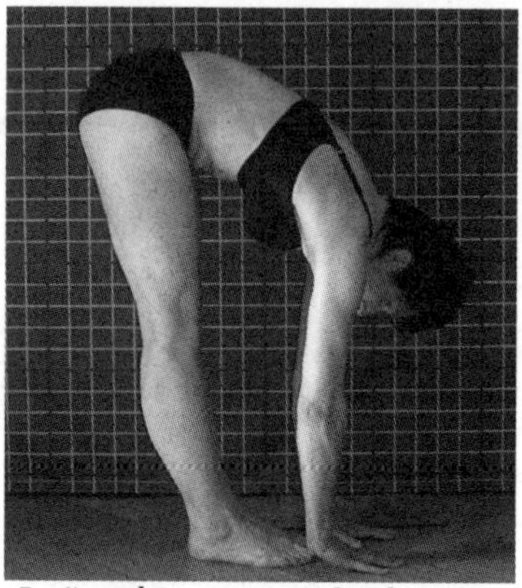

Le "penché en avant" des classiques

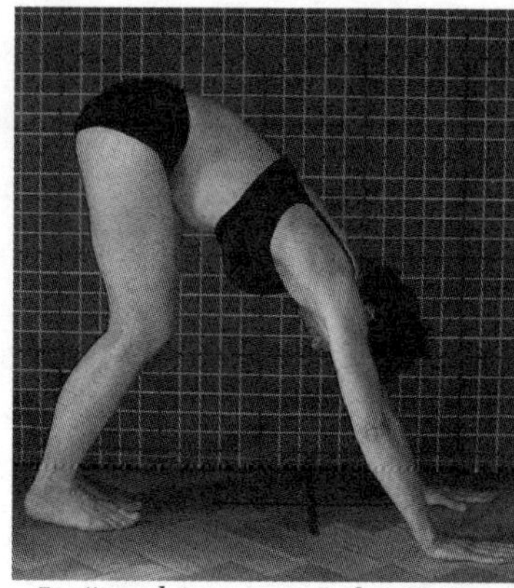

Le "penché en avant" de Mézières

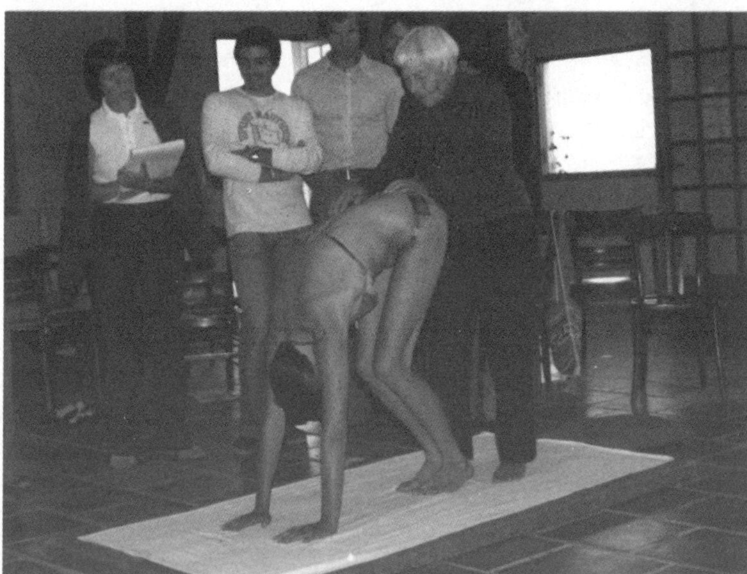

Les reconstructeurs[105] ont baptisé cette posture « position quadrupédique plantigrade ». Elle est malheureusement complètement oubliée par bon nombre d'écoles qui en sont revenues progressivement à la classique position d'examen « bouts des doigts sur les orteils ».

Allongé au sol

Puis le patient est invité à s'allonger sur le dos, à plat sur le tapis. Le thérapeute poursuit, dans cette position, son exploration méticuleuse : contours du dos au sol, comparaison de la longueur des membres inférieurs, positions spontanées des membres et de la tête, protubérances de telle partie du bassin, saillie de certaines côtes... Tout est passé au crible.

LE BILAN DYNAMIQUE

Ce bilan statique est complété par des manœuvres qui vont jeter un éclairage complémentaire sur les déformations du patient. Tout ce qui aura pu échapper lors du bilan statique sera mis à jour par le bilan dynamique. Tout ce qui aura été détecté sera soit confirmé, soit infirmé.

Les manœuvres

Les manœuvres[106] utilisées lors de ce bilan dynamique sont des grands classiques de Mézières, des mouvements essentiels qui provoquent des réactions assez universelles.

---

105. Kinésithérapeutes diplômés de l'Institut de Reconstruction Posturale.

106. Elles sont au nombre de huit. Du fait que cet ouvrage n'a pas la prétention d'être un Manuel du « mézièriste », elles n'y sont pas détaillées.

Ces postures essentielles sont à l'élève de Mézières ce que les gammes sont à l'apprenti musicien. Non seulement elles permettent de visualiser facilement des choses qui étaient à peine visibles lors du bilan statique, mais elles servent aussi à commencer la séance de postures.

LES CLEFS

Parmi ces manœuvres, il y a les cinq clefs. Ces mouvements ont la particularité de déclencher, chez tout le monde, les mêmes déformations.

Par exemple, l'écartement (bien réalisé) d'un bras sur le sol provoque, chez tout le monde, une dilatation latérale du thorax, comme si les côtes voulaient suivre le bras.

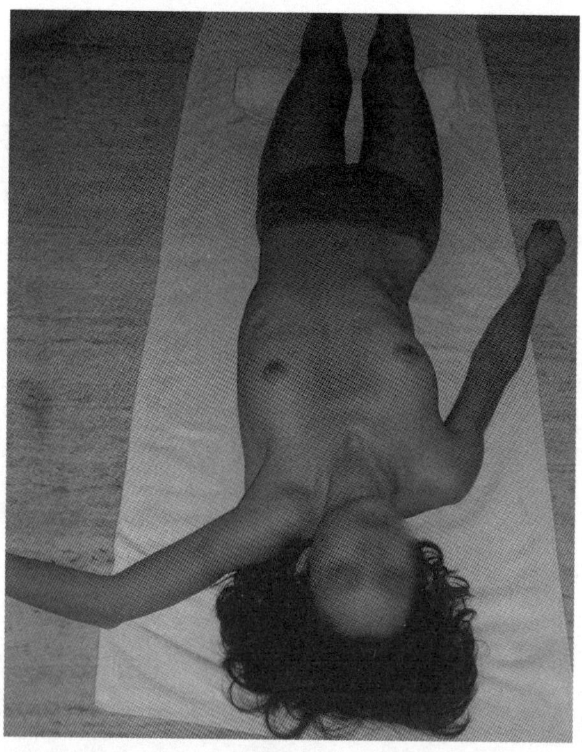

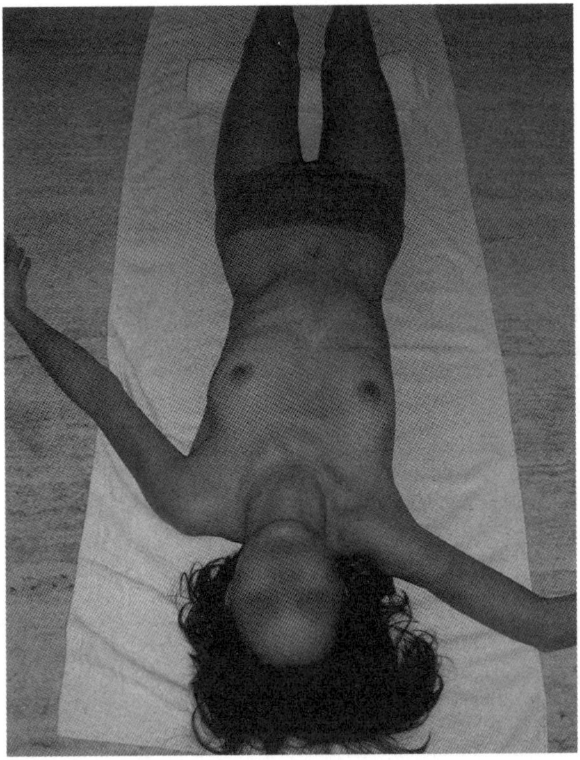

L'intérêt réside dans la comparaison d'un côté à l'autre et dans l'analyse des modalités de cette dilatation attendue. En effet, les déformations induites par les clefs ne sont jamais symétriques. Le thorax se dilatera plus sur l'écartement du bras droit ou du bras gauche. Mais surtout, il se dilatera différemment : parfois plus haut, près de l'aisselle, parfois plus bas, près de la hanche. Ces différences, souvent invisibles pour un œil non entraîné, donneront des indices précieux au thérapeute.

« Dépêchez-vous de voir, pas de faire »

Cet adage de Mézières rend parfaitement l'importance du bilan. Comprenez : ne vous précipitez pas dans la séance sans vous être complètement imprégnés du patient, de ses dysmorphies et de ses compensations.

Léonard de Vinci exprimait la même chose, mais différemment :

« Ceux qui sont férus de pratique sans posséder la science sont comme le pilote qui s'embarquerait sans timon ni boussole et ne saurait jamais avec certitude où il va. »

À l'issue des bilans statique et dynamique, le praticien a une vision synthétique des déformations du patient et des difficultés qu'il va probablement rencontrer.

Tout a été noté et photographié, le traitement peut commencer.

5

LE TRAITEMENT

L'outil de travail essentiel est une succession de postures, lesquelles sont confectionnées par le thérapeute et maintenues par le patient.

Chaque posture est un ensemble d'une ou plusieurs manœuvres, maintenues dans le temps, sur une respiration de travail.

MANŒUVRES ET POSTURES

DES VARIANTES À L'INFINI

En plus des huit manœuvres de base que Mézières utilise dans son bilan, il en est d'autres, très nombreuses. Il n'y a pas de liste exhaustive. C'est la raison pour laquelle Mézières refuse que l'on fasse un recueil de ses postures. Elle veut, elle tient à se laisser la possibilité d'en inventer d'autres, d'en supprimer du répertoire, de les modifier. Jamais la méthode ne sera assez aboutie pour qu'on puisse en éditer un manuel. Ou alors, cela signifierait la fin de son évolution, sa mort.

La posture est confectionnée en fonction des déformations du patient et des modalités qu'il utilise pour les protéger (habitus de compensations).

Il n'existe donc pas de posture standard propre à une pathologie.

Aucune recette, juste quelques principes de base.

Or, la tendance à appliquer des recettes est forte, parce que rassurante : pour une sciatique, je fais premièrement ceci, deuxièmement cela, etc.

Cette standardisation, si fréquente, doit être considérée comme une dérive. En effet, une souffrance est un mode d'expression unique. Mais les raccourcissements qui provoquent les douleurs, ainsi que les modalités de défense, sont eux, extrêmement polymorphes et personnalisés.

Prenons l'exemple de deux personnes souffrant de sciatique à droite : pour Mézières, il ne faut pas perdre de vue qu'il ne s'agit que du mode d'expression douloureux d'une déformation qui aurait atteint son seuil critique. Pour ces deux personnes, qui souffrent de douleurs très similaires, les déformations responsables, de même que les chaînes incriminées, sont souvent différentes. De ce fait, et parce qu'il est nécessaire de s'attaquer à la cause (déformation), et non à ses effets (douleur), ces deux patients n'auront pas des séances identiques. Et pourtant, les plaintes se ressemblent, les symptomatologies sont similaires et l'étiquette qui leur est attribuée par la médecine est identique.

Standardiser les séances aboutit à une stérilisation de fait d'une méthode, par essence très créative. La pratique en devient plus confortable pour le thérapeute, mais beaucoup moins efficace pour le patient.

Mézières sait pertinemment que ses élèves voudraient bien lui entendre énoncer des recettes simples, par maladie, par situation. L'absence de règle, de conduite à tenir est angoissante, surtout lorsqu'on a la santé d'autrui entre les mains. Mais elle sait aussi que ce n'est pas comme ça que ça marche : il n'y a pas deux scolioses qui se ressemblent au point de pouvoir être soignées de la même manière.

Cette méthode est définitivement du sur mesure, alors que tous voudraient que ce soit du prêt-à-porter.

Il faut pouvoir créer, inventer en fonction de ce que la situation exige.

Souvent pendant les stages, surtout en présence d'anciens, Mézières pose la même question : « *Vous êtes à votre cabinet. Un patient vient vous voir. Il est cassé en deux par une lombalgie aiguë. Que faites-vous ?* »

Et chacun y va de sa réponse :

« Je monte les jambes pour le soulager. »

« Je travaille sur les cervicales. »

« Je le masse d'abord. »

« Je lui apprends à respirer. »

L'agacement du maître est palpable et va croissant. Elle finit par tonner : « ***Je regarde*** *; il n'y a que par l'observation attentive que j'ai une chance de comprendre l'origine de cette douleur puis de la guérir. Il faut se dépêcher de voir pas de faire* ».

Et chacun de se sentir misérable.

« JAMBES EN L'AIR, GROS MENTON »

Même les manœuvres qu'elle utilise souvent, elle n'accepte pas qu'on en fasse des panacées. C'est ainsi qu'elle finit par exclure une position fondamentale et très ancienne : le patient est couché à plat dos, membres inférieurs à la verticale. C'est ce qu'elle avait fait lors de l'observation princeps et qui lui avait valu de découvrir tout le reste. On comprend l'attachement.

Cette posture fétiche lui servait aussi à faire son « tour de chauffe », à amorcer une séance avant de bifurquer vers telle ou telle technique.

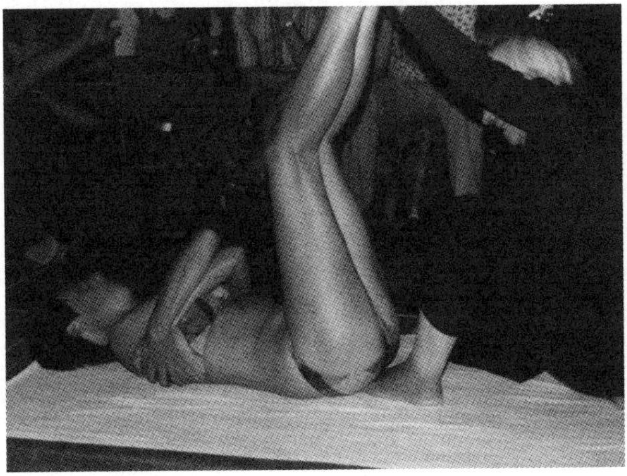

Mais voilà, dans les années 1980, elle se rend compte que, pour beaucoup, sa méthode se réduisait à ce qu'elle appelle par dérision « *jambes en l'air, gros menton* ». Non seulement ses détracteurs s'en servent pour la dénigrer : « Cette femme n'est pas sérieuse, quelle que soit la pathologie, elle applique le même traitement, les mêmes techniques. » Mais en plus, elle se rend compte que ses propres élèves s'en servent pour s'exonérer de l'observation, de la réflexion, de la création. Quand elle apprend que certains installent leurs patients avec les jambes en l'air, contre le mur ou sur des tables spécialement commercialisées à cet effet, elle rentre dans une colère noire.

Et, comme d'habitude, elle réagit de manière radicale, elle ampute : elle arrête de la pratiquer, de la montrer. C'est comme si cette posture, qui était la signature de Mézières, n'avait jamais existé.

Certains de ses élèves en ont été à ce point déstabilisés qu'ils ne retournèrent jamais la voir...

PAS DE RECETTES

Toutes les manœuvres de cette méthode ont en commun de mettre en tension telle ou telle chaîne musculaire. C'est l'amorce de la posture. Car les chaînes, dès la manœuvre mise en place, vont se défendre et les compensations vont commencer leurs ruses, leurs tricheries, leur marchandage. Une autre zone corporelle va se déformer et il faudra la corriger. Puis une autre et une autre encore. Souvent, pour un même patient, les stratégies de défense, adoptées par les chaînes, changent d'une séance à l'autre. Il faut donc naviguer à vue.

Une posture est souvent constituée, au départ, d'une seule manœuvre. À quoi se rajoute tout ce qui est indispensable pour faire la chasse aux compensations. Dans certains cas, cela conduit à des postures extrêmement compliquées, acrobatiques. Pendant les stages, Mézières se fait aider par les stagiaires.

Une manière de leur faire mettre la main à la pâte. Il est fréquent de voir quatre à cinq thérapeutes lutter avec les chaînes d'un seul patient. Certains documents photographiques ont de quoi effrayer !

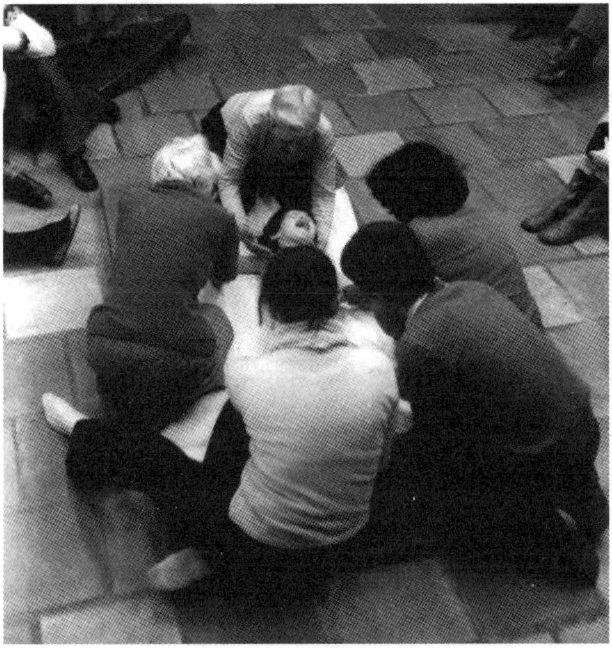

Mézières assistée au tapis

Les spectateurs s'inquiètent : compte tenu de la rémunération de l'acte de kinésithérapie, comment vont-ils pouvoir s'offrir le luxe des assistants ?

Cette question ne semble pas perturber Mézières. Elle se contente de dire que quand les pouvoirs publics auront enfin reconnu la valeur de sa méthode, il faudra bien qu'ils réalisent que, exactement comme pour une opération chirurgicale, plusieurs intervenants sont parfois indispensables.

On a le droit de rêver.

Mais en dehors des stages, au détour d'une porte mal fermée, on peut parfois la voir travaillant avec un patient. Et là, ce qui frappe, c'est le silence de cathédrale, la sobriété et la lenteur des gestes.

On sent que c'est dans ces conditions monacales qu'elle fait ses gammes. Pas pendant les shows au cours de stages bondés.

LES POSITIONS DE DÉPART

Les positions de départ pour les postures sont, elles aussi, assez variées. Les plus couramment utilisées sont : couché sur le dos avec les membres inférieurs au sol ou élevés à la verticale ; debout dos au mur ; à quatre pattes ; assis avec les membres inférieurs allongés, ou fléchis au-delà de 90°, ou une seule jambe fléchie. En revanche, jamais avec les genoux écartés[107]. Bien entendu, la liste, là non plus, n'est pas exhaustive. Mais il y a une position de départ qui est prohibée, c'est la position couchée sur le ventre. Nous aurons l'occasion de revenir sur les effets néfastes de cette position dans les conseils d'hygiène de vie.

LES SÉANCES

Les postures sont confectionnées sur mesure par le praticien. En fonction de quels critères ?

Autant la précision du bilan confine parfois à la manie, autant ce qui en est fait est intuitif et peut sembler arbitraire et flou.

Avec Mézières à la barre, le flou devient artistique en ce qu'il permet à son talent de s'exprimer. De toute façon elle ne supporte pas les cadres, les règles, les structures, et surtout pas les structures

---

107. *Comme dans les positions connues sous les noms de « tailleur », « lotus », « grenouille » bien que cette dernière position, qui entretient la lordose lombaire, soit souvent considérée à tort comme préconisée par Françoise Mézières.*

de pensée. Elle dit : « *On veut faire croire aux gens que la médecine est une science. C'est un mensonge. La médecine est un art. Dans une science, deux plus deux ça fait toujours quatre, ce qui n'est pas forcément le cas dans un art.* »

Avec elle, une séance devient un véritable happening, une œuvre d'artiste durant laquelle les coups de théâtre ne sont pas rares. Elle crée la séance, elle la façonne, moins avec ses connaissances qu'avec son intuition.

Après un round d'observation, durant lequel on a l'impression que rien ne bouge, ça commence souvent par : « *J'ai envie de monter les jambes* » ou « *J'ai envie de lui tourner la tête* ». Ça y est, « *elle est le patient* », elle fait corps avec lui, et le festival commence.

Bergson a écrit : « Une intuition, c'est un excès de vitesse de l'intelligence ». Il est plaisant de penser que cette femme, si lente dans tous ses gestes quotidiens qu'elle finissait par en être exaspérante, était en fait en permanent excès de vitesse.

Mais après la séance magistrale, quand les stagiaires se mettent deux par deux pour travailler, on entend fuser des « J'ai envie de… ».

Ces « J'ai envie de… » mettent en lumière le caractère artisanal et essentiellement mimétique de cet enseignement. Le problème, c'est que, contrairement à ce qui se passe dans un vrai compagnonnage, beaucoup d'entre eux ne restent que très peu au contact du maître. L'espace d'un stage. Deux peut-être. Rares sont ceux qui prennent la mesure du travail à accomplir : les milliers d'heures de travail au tapis, les courbatures, les mains douloureuses, le dos qui fait mal et les yeux qui sèchent à force de s'écarquiller, les doutes et les déceptions, avant de pouvoir dire un « J'ai envie de… ».

Certains sont doués. D'autres moins. Certains se montrent travailleurs et persévérants. La plupart sont des thérapeutes appliqués et consciencieux. Mais il n'y a pas de génie ! La difficulté d'apprentissage de cette méthode, son inconfort constitutionnel auraient justifié un enseignement méthodique et rigoureux. Ce ne fut pas le cas. Françoise Mézières en était incapable. Nous reviendrons sur ce point à la fin de cet ouvrage.

LES SÉANCES SONT LONGUES,
INDIVIDUELLES ET NE REQUIÈRENT L'USAGE D'AUCUN MATÉRIEL

Chacune des postures qui constituent la séance est tenue un temps variable. Cette durée est à la discrétion du thérapeute. Il arrête lorsqu'il a l'impression que la posture a donné tout ce qu'on pouvait en attendre. Il n'y a pas de critère précis.

Le nombre de postures utilisées au cours d'une séance est variable. Il dépend de la complexité du cas, mais aussi de la maîtrise du praticien : les novices auront souvent tendance à faire « du tir à la chevrotine » : on multiplie les manœuvres en espérant que, dans le tas, certaines seront pertinentes. Ça marche, mais moins bien qu'une séance dirigée par un senior qui ne fera qu'une ou deux postures judicieusement choisies.

Et puis, il y a aussi la patte : il y a des touchés rudes et d'autres plus subtils, plus sentis.

À cet égard, lorsqu'on voit travailler Mézières, on peut être horrifié par la violence apparente de certains gestes. Il faut être passé entre ses mains pour se rendre compte : il n'y a rien de brutal. Bien au contraire, son touché est velouté, d'une extraordinaire douceur. Sa main est convaincante, rassurante.

Lorsqu'elle secoue une épaule, ça a l'air sauvage de l'extérieur, mais ce n'est pas ce que ressent le patient. D'ailleurs, les stagiaires se bousculent au portillon, durant les stages, pour passer au tapis quand c'est Mézières qui est à la barre.

En réalité, Mézières ne supporte pas la brutalité.

Or, il faut bien reconnaître que la rudesse est souvent le fait des stagiaires mâles et cela a le don de l'exaspérer. Quand elle assiste à une séance d 'homme, elle supporte pendant un moment, puis elle explose : « Vous avez des mains de plombier. Pas comme ça ».

Elle se lève et mime un mouvement mécanique et brutal. « Comme ça ». Là, en fermant les yeux, elle montre son geste à elle, fait de douceur, presque de tendresse. « *Ne faites pas les choses, savourez-les !* ».

Il lui arrive même d'ajouter : « *Ne soyez pas bêtement virils, soyez sensuels* ». Le geste est tellement doux qu'il ressemble plus à une caresse amoureuse qu'à un massage. Un stagiaire, un peu gêné, veut rectifier le tir : « *Vous voulez dire sensitifs, Mademoiselle ?* ». La vieille dame ouvre des yeux malicieux et, sur un ton patelin : « *Non, j'ai bien dit sensuels, Monsieur* ». Malaise.

Le déroulement d'une séance

« *On remarquera*, disait Françoise Mézières, *qu'il n'est pas question d'exercices (lors de séances), car la méthode ne s'adresse pas au cerveau, à la pensée, à la volonté ; c'est le système nerveux végétatif qui est sollicité : le patient, s'attache à maintenir une attitude confectionnée par le praticien. À terme, débarrassée de toute contrainte musculaire, la colonne vertébrale retrouvera sa rectitude.* »

Ni gymnastique, ni yoga

Il n'est pas facile de décrire la couleur rouge à un non-voyant de naissance. Il en est de même pour les séances. Cette méthode ne peut se comparer à aucune autre technique existante. Pour la décrire, on ne peut donc faire référence ni à une gymnastique - car on n'exécute pratiquement pas de mouvements - ni à une rééducation - car on n'éduque rien - ni au stretching[108], sorte de succession d'étirements préétablis, très en vogue dans les milieux sportifs.

---

108. *Beaucoup plus récent que les travaux de Mézières, le stretching en reprend les grandes lignes en les adaptant pour les rendre plus abordables. C'est, pour ainsi dire, la ligne prêt-à-porter du grand couturier.*

Il ne s'agit pas non plus d'une médecine douce, car la méthode est exigeante et difficile pour le patient, ni d'une médecine globale, car elle ne s'adresse pas au psychisme.

Comme on le verra plus loin, elle ne peut pas non plus être comparée au yoga.

Les séances sont, en fait, des leçons particulières. La correction des postures exige une attention trop soutenue, de la part du sujet comme de celle du kinésithérapeute, pour que ce dernier puisse s'occuper d'un groupe, ou même seulement de deux personnes à la fois.

La concentration nécessaire est telle que le silence s'impose très vite. Le patient ne peut pas parler : le tempo de sa respiration ne doit être interrompu que pour livrer au « pilote » des informations indispensables.

Quant au thérapeute, il parle le moins possible. Bien souvent, il utilise son corps, ses gestes pour faire passer les consignes. Ceci afin de ne pas perturber la concentration du patient par d'incessants bavardages.

D'autre part, les séances doivent durer un temps suffisant : une heure en moyenne, pour effectuer un travail efficace[109].

Et, bien sûr, elles sont totalement manufacturées, ce qui veut dire que le seul outil est la main du thérapeute[110].

Chez ces spécialistes, il ne faut pas s'attendre à retrouver le matériel high-tech et les petits chromes des plateaux techniques de la kinésithérapie classique. La première chose qui frappe le néophyte, dès l'entrée, c'est la sobriété du décor : un tapis et des miroirs. Tout se passe au sol. La pièce est très lumineuse et silencieuse. Il y fait chaud car, en fin de séance, on est souvent envahi par un froid intérieur intense.

---

109. *Bien que cette durée soit variable d'un patient à l'autre, et même d'une séance à l'autre.*

110. *On imagine le peu d'intérêt qu'une telle pratique peut susciter chez les industriels de la kinésithérapie.*

Installation

Après le bilan, méticuleux et consigné par écrit, après la prise des photographies, la séance peut commencer.

Le plus souvent, le patient est invité à s'allonger, à plat dos, sur le tapis.

C'est là que l'on peut observer des différences de comportement spontané liées au sexe : les femmes s'installent, jambes réunies et bras le long du corps. Les hommes se couchent souvent, jambes écartées et mains sous la tête. Parfois, il leur arrive même de s'approprier le coussin que le thérapeute utilise pour s'asseoir.

Mais, quel que soit le sexe, il est fréquent que le patient garde les jambes en crochet, c'est-à-dire genoux et hanches légèrement fléchis. Cette position soulage la tension dans la chaîne antérieure des lombes. Les lombalgiques mettent souvent de longues minutes avant de pouvoir poser les genoux. La respiration est alors d'un grand secours.

Les massages, en option

Certains thérapeutes commencent les séances par le massage des pieds, mais ce n'est pas une règle. L'objectif de ces massages est double : c'est une manière progressive de passer du rythme trépidant de la vie citadine au calme et à l'immobilité quasi minérale de la séance proprement dite. Mais ces massages, par voie réflexe, ont aussi une action lénifiante sur les muscles et ainsi, préparent diplomatiquement les étirements qui vont suivre.

D'autres praticiens préfèrent entrer immédiatement dans le vif du sujet, quitte à faire une montée en régime progressive.

Mise en place de la respiration de travail

Mais, dès que le patient s'allonge, il lui est demandé de prendre un rythme respiratoire régulier « comme un métronome sur un piano ». Dès lors, plus rien de doit venir interrompre ce rythme.

C'est la trame de la séance.

Dès que le rythme est régulier, il faut s'assurer que rien ne vient freiner la sortie de l'air. En effet, le diaphragme, partie intégrante de la chaîne antéro-intérieure, va protéger son raccourcissement en entravant l'expiration, en la bridant. Pour ce faire, il envoie un ordre aux voies respiratoires supérieures, à ce qu'on appelle l'oropharynx. Tout frein à l'expiration se traduit par des bruits comme des sifflements, gargouillis ou des râles.

Une respiration libre ne fait aucun bruit.

Il n'y a guère que trois possibilités pour réaliser cette obstruction non souhaitable. Le thérapeute doit bien les connaître afin de pouvoir les neutraliser le plus efficacement.

- Les lèvres se pincent, comme si le patient voulait siffler ou encore, souffler sur un gâteau d'anniversaire. Il lui est donc demandé de conserver la bouche et les lèvres ouvertes pendant les expirations. Mézières a remarqué qu'il y a une connexion entre le diaphragme et la lèvre inférieure. Par conséquent, elle demande aux patients de découvrir les dents du bas : en fin d'expiration, on remarque que la lèvre inférieure tend, de manière irrépressible, à remonter. Cela peut apparaître comme un point de détail, mais pas pour Mézières.

- Souvent, l'arrière de la langue vient se coller contre le palais, freinant ainsi la sortie de l'air, un peu comme dans un gargarisme. Il faut que le patient apprenne à conserver la langue à sa place normale, sur le plancher de la bouche et au contact des incisives inférieures.

- Vient enfin le dernier obstacle : la fermeture de la glotte. Elle provoque diverses formes de râles et est souvent plus difficile à maîtriser.

Obtenir des expirations silencieuses, c'est-à-dire sans obstacle, est souvent difficile. Ceci d'autant que le patient a l'impression que le bruit qu'il émet est dû au fait que son expiration est complète. Il est souvent surpris d'apprendre que ce qu'on entend ce n'est pas l'air qui sort, mais le frein à l'air qui sort, et donc à son traitement.

C'est la raison pour laquelle le thérapeute attend souvent que les expirations soient devenues régulières et non bruyantes avant de commencer à insister sur leur profondeur.

Ce travail de fourmi, qu'il faut considérer comme un préalable indispensable, se fait dès la première séance. Une fois que le pli est pris, la gestion de la respiration de travail sera plus facile et on pourra commencer le vrai travail de posture.

Aligner

La priorité suivante est la recherche de **« l'alignement OSS »** : Occiput, Scapulum, Sacrum (= tête, épaules, bassin). Cet alignement est la condition sine qua non de toute posture. Il est perçu comme contre-nature par le patient, car il contrarie le raccourcissement des chaînes : la chaîne antérieure du cou cherche à projeter la tête en avant ; la chaîne antéro-intérieure (celle qui comprend le diaphragme et le psoas) cherche à projeter le bassin en avant ; la chaîne postérieure cherche à projeter les épaules en arrière ***(voir fig.18 et 19, page VII)***. Il suffit qu'on se rapproche un tant soit peu de cet alignement pour que les compensations commencent leur sarabande.

Cet alignement dans un même plan des convexités postérieures du corps sera recherché systématiquement et dans toutes les positions utilisées, car il constitue le premier temps de toute tentative d'étirement. Faire l'impasse sur l'alignement OSS peut s'avérer dangereux.

Par exemple, étirer une nuque - ce qui se fait en rentrant le menton et n'est de plus pas toujours souhaitable - sans avoir réalisé préalablement l'alignement OSS, c'est assurer au sujet un avenir de torticolis ou de migraines : **comme toute méthode efficace, celle-ci peut devenir dangereuse quand elle est mal appliquée**.

CHASSER LES COMPENSATIONS

Une fois l'alignement OSS obtenu (ou approché), la chasse aux compensations commence. « Aligner, détordre, délordoser ».

Quelle que soit la position de départ, le simple fait d'aligner fait apparaître des lordoses et des torsions qui, autrement, passeraient bien souvent inaperçues. Il va falloir les réduire.

Pour faire sortir les lordoses, on utilise la respiration, des modifications de la position et des pressions manuelles. On voit apparaître alors les déformations dans les autres plans : inflexion sur le côté, rotation. Ces torsions devront être corrigées. Apparaissent ensuite les blocages respiratoires, les crispations et, pour finir, dernier argument, les crampes qui représentent, pour Françoise Mézières, le « chantage des chaînes » : il s'agit de crampes qui surviennent pendant la séance et qui ne doivent surtout pas l'interrompre. À l'instar de n'importe quel chantage auquel on commet l'erreur de céder, les crampes reviennent de plus belle à chaque fois si on autorise le patient à arrêter la posture.

Le praticien fait prendre au sujet quelques positions de base, puis il regarde. Il voit, par exemple, une épaule tirer en arrière. Comme ce n'est pas beau, il faut faire avancer cette épaule. Mais il constate que le bassin va tourner dans l'autre sens. Il corrige alors le bassin et ainsi de suite.

La chasse aux compensations implique, elle aussi, une attention soutenue de la part des deux protagonistes.

Respirer

Quand on a aligné puis chassé les compensations, on se rend compte que le sujet bloque sa respiration et ne respire plus librement. On lui demande alors de souffler à fond en conservant activement sa posture.

Puis le thérapeute guide cette respiration de telle sorte que, à la fin de chaque expiration, la forme du thorax se rapproche de la forme idéale. Cette respiration, que l'on peut qualifier de modelante, est adaptée à chaque individu.

Dans certaines écoles on fait respirer par le ventre, dans d'autres par le thorax ou encore par les côtes. Pour Mézières, tout cela est subjectif, arbitraire et n'a pas de sens. Seule la forme parangonique doit être prise en compte.

Plus de concentration que d'huile de coude

On arrive à la seconde phase de la posture. Après aligner et détordre, on va délordoser, en se souvenant que les déformations partent du haut du corps. Une fois le sujet en posture correcte, c'est-à-dire en attitude d'allongement maximum des chaînes musculaires, il lui faut maintenir cette correction en expiration pendant toute la posture, allongé sur le dos ou assis sur le sol, avec l'aide et l'intervention physique du thérapeute. Cela exige une attention soutenue bien plus qu'un effort physique.

Les muscles de l'arrière du corps sont nombreux, solides, fibreux. En état de tension permanente, ils sont plus difficiles à étirer que les muscles de la région antérieure[111].

---

111. Ce qui, d'ailleurs ne présenterait aucun intérêt.

La contraction isométrique excentrique[112] est la clé de l'efficacité. Il s'agit, on l'a vu, d'une contraction statique, sans déplacement, sans mouvement (et effectuée à partir de postures spécifiques et individuelles). Elle est excentrique, c'est-à-dire qu'elle a pour effet d'éloigner l'une de l'autre les deux extrémités du muscle.

Cette contraction savamment dosée implique tout l'ensemble corporel.

C'est là une vision synthétique et complète, méticuleuse, de l'étirement. Le but de la contraction statique excentrique n'est pas d'étirer le muscle au-delà de sa longueur normale, mais de le ramener vers celle-ci.

Quelle est la position la plus allongée pour une colonne vertébrale en creux (lordosée) ?

Quand le monde de la rééducation découvre Mézières, dans les années 1980, nombreux sont ceux qui croient pouvoir faire l'économie de la formation complète. Cette femme prétend que la lordose est responsable des douleurs et des déformations et ses résultats thérapeutiques semblent indiquer qu'elle a raison.

À la question : « Quelle est la forme la plus allongée pour une colonne vertébrale ? », les dilettantes, à la lumière du peu qu'ils connaissent de Mézières, répondent hâtivement : « Puisque la forme la plus raccourcie est la lordose (concavité postérieure), la forme la plus allongée est forcément la cyphose (convexité postérieure). »

Était-il vraiment nécessaire d'aller s'enfermer un mois dans le Gers pour apprendre à faire une gymnastique en cyphose ?

La réponse qu'ils donnent est simpliste car le contraire d'un creux (lordose) n'est pas une bosse (cyphose).

---

112. Dans son dernier ouvrage, Françoise Mézières parlait plutôt de contraction statique excentrique.

La colonne vertébrale, par construction, est sinusoïdale. C'est cette forme, en S majuscule, qui fait échouer toutes les gymnastiques en cyphose ou en lordose. Le seul moyen d'étirer une sinusoïde serait d'aligner ses convexités dans un même plan et de tirer sur ses deux extrémités. La forme la plus allongée pour la sinusoïde vertébrale est... le parangon.

Quelle est la position excentrique pour des jambes en X ? Est-ce les jambes en O ?

Là encore, la réponse est non car, bien qu'il s'agisse d'attitudes inverses, jambes en X ou en O sont des dysmorphies et elles ont la même origine. La forme qui demande le plus de longueur disponible aux chaînes musculaires, c'est encore le parangon des membres inférieurs : ceux-ci se touchent aux malléoles, aux mollets, aux genoux et en haut des cuisses. Entre ces différents points de contacts doivent apparaître des espaces, des lumières : une en dessous des mollets, une en dessous des genoux, et une au-dessus d'eux.

L'absence de l'un de ces points de contacts, la disparition de l'une de ces lumières sont considérées comme des dysmorphies, des formes raccourcies.

En résumé, le déroulement d'une séance :

- observer la morphologie du sujet

- identifier ses dysmorphies

- aligner, puis détordre

- faire la chasse aux compensations pour éviter que le corps, en se défendant, ne se retorde

- la contraction isométrique excentrique est l'effort nécessaire pour maintenir l'attitude corrigée sur des expirations régulières, libres et complètes

- c'est grâce à elle que les lordoses, exagérées par l'alignement OSS, vont progressivement sortir.

LES DEUX FAMILLES

Mézières distingue deux catégories de manœuvres : celles qui corrigent d'emblée une dysmorphie donnée, et celles qui les aggravent.

Prenons un exemple : soit le thorax d'un patient. Il ressort du bilan qu'il présente une asymétrie. Il est plus épais à gauche qu'à droite (fig.1).

Une rotation de la tête vers la gauche aura pour effet de symétriser la cage thoracique à la hauteur des seins : le sein gauche s'aplanit alors que le sein droit s'épaissit (fig.2).

Cette manœuvre, parce qu'elle réduit d'emblée la déformation-cible, sera dite « correctrice d'emblée », ou encore « de première catégorie ». Les manœuvres correctrices d'emblée (ou de première catégorie) sont celles qui sont spontanément choisies par les praticiens débutants. Mézières les dit « efficaces ».

Les manœuvres aggravantes d'emblée (ou « de deuxième catégorie ») sont appelées ainsi car, dans le premier temps de la posture, elles majorent les déformations qui étaient latentes. Le second temps de la posture verra la réduction de ces déformations induites. Mézières les dit « très efficaces ». À la fin de sa vie, elle disait de ces dernières qu'elles étaient l'essence de sa méthode. Seul problème : elles sont délicates d'application car, à la phase d'aggravation doit obligatoirement succéder la correction (tout en maintenant la manœuvre), faute de quoi le patient peut aller au devant de sévères ennuis. Il faut donc que le thérapeute soit sûr de lui.

Reprenons l'exemple du thorax asymétrique, plus épais à gauche. La rotation de la tête vers la droite provoque une aggravation instantanée de l'asymétrie des seins (fig.3).

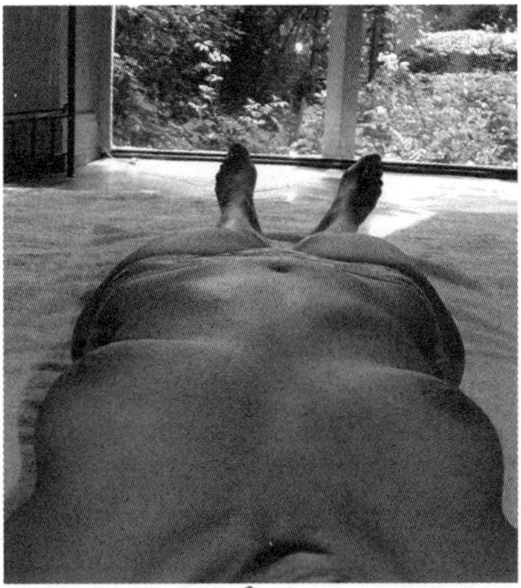

fig.1

fig.2 fig.3

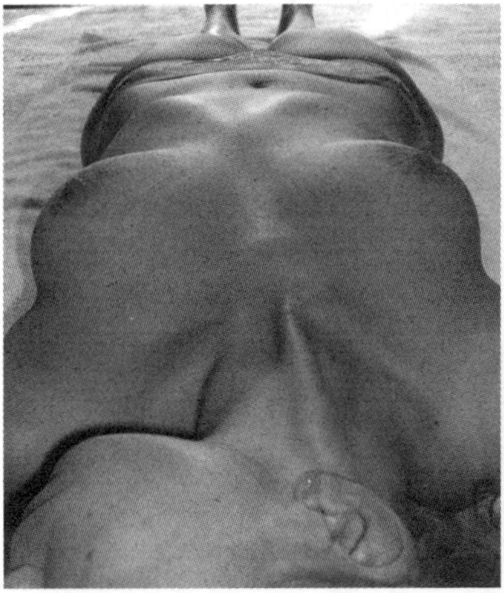

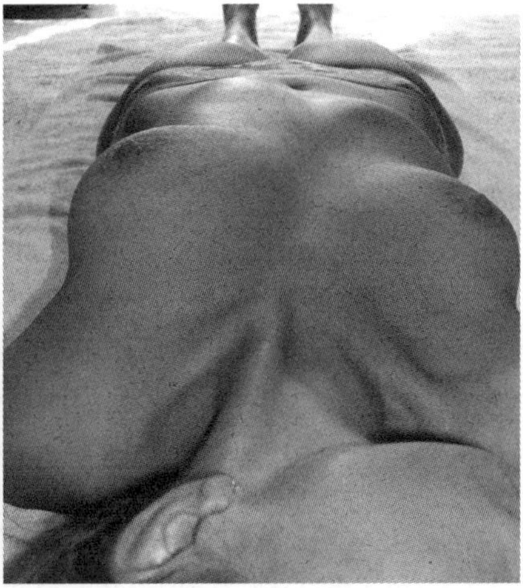

C'est la première phase de la manœuvre. À présent, il faut réduire. Or, souvent, une bonne respiration et le temps qui passe ne suffisent pas à corriger. Il faut donc rajouter des aides à la réduction. On pourra, par exemple, faire écarter le bras gauche, ce qui dilate latéralement le thorax vers la gauche. Et tout ce qui est ainsi gagné en largeur de thorax est pris sur l'épaisseur (fig.4).

Si ce n'est pas suffisant, le thérapeute peut exercer des pressions manuelles. L'essentiel est d'arriver à symétriser, tout en maintenant la tête en rotation (fig.5).

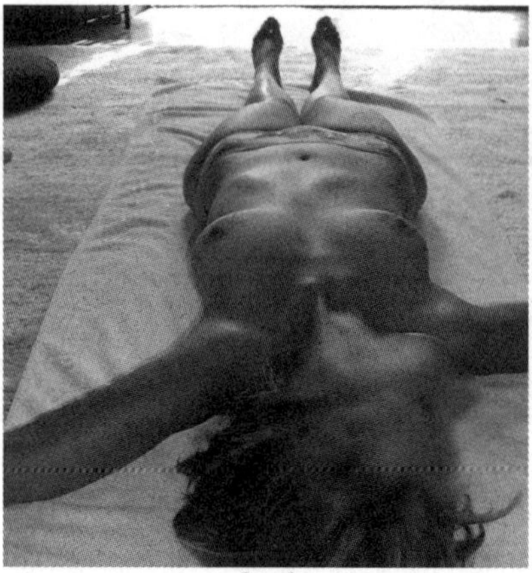
fig.4

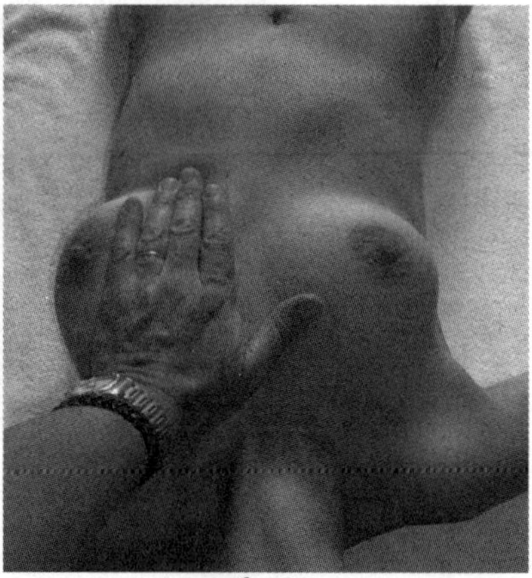
fig.5

Elle dit : « *Quand on a levé le lièvre il faut le tuer !* ». Une manière d'exprimer que, dès lors que la déformation a été augmentée par une manœuvre, le thérapeute travaille le « dos au mur » : il n'a plus droit à l'échec.

On comprend que les novices utilisent plus volontiers les manœuvres de première catégorie. Elles sont rassurantes[113] et donnent des résultats qui, bien que limités, sont néanmoins meilleurs que ceux qu'on pourrait obtenir par les exercices de renforcement.

Les praticiens expérimentés et, plus généralement, ceux qui ont suivi l'évolution de Mézières jusqu'au bout, affectionnent les manœuvres de deuxième catégorie. Avec les manœuvres correctrices d'emblée, ils ont l'impression de faire du palliatif, de rester à la surface des choses.

---

113. La correction morphologique est immédiate. Mais elle disparaît presque totalement dès la fin de la posture.

Il est vrai que, sans les manœuvres aggravantes, rien ne distingue Mézières de la nébuleuse des techniques d'étirement qui ont vu le jour après elle. Hormis la sensation de bien-être qu'elles procurent, l'intérêt thérapeutique de ces dernières est fort limité.

À partir de 1992, la Reconstruction Posturale a fait, de l'usage des manœuvres de deuxième catégorie, une condition sine qua non de la posture. Ces praticiens triés sur le volet ont un adage : **« Pas d'aggravation, pas de correction. Pas de correction, pas d'amélioration ».** Pour eux, les manœuvres de première catégorie ne sont que des outils (parmi d'autres) qui leur servent à réduire les déformations qu'ils induisent. En aucun cas elles ne sauraient constituer la trame du traitement[114].

L'utilisation des manœuvres aggravantes, bien que délicate, permet d'obtenir des résultats incomparables et surtout très durables.

Mais rappelons-le : si la première phase, l'aggravation, n'est pas toujours facile à atteindre, la deuxième, c'est-à-dire la réduction de l'aggravation est absolument indispensable, faute de quoi le patient repart... aggravé.

Primum non nocere[115] : il est préférable que les « mézièristes » dilettantes se cantonnent aux manœuvres correctrices d'emblée.

UN TRAVAIL DE SPÉCIALISTES

Consciente des difficultés de sa méthode et désabusée quant au niveau général des stagiaires de Saint Mont, Mézières soutient qu'il s'agit d'un travail de spécialiste. On ne peut pas, selon elle, se contenter de la médiocrité en général et dans ce domaine en particulier. Elle insiste donc pour que ses élèves se dirigent vers une

---

114. *Voir chapitre :* LE CAS PARTICULIER DE LA RECONSTRUCTION POSTURALE.
115. *« D'abord ne pas nuire »*

pratique exclusive. Cette position radicale lui valut bien des revers. Elle fut ressentie comme une attitude sectaire et souleva l'indignation de la profession.

Et pourtant, lequel d'entre nous irait se faire opérer un œil par un chirurgien généraliste ? Lequel d'entre nous confierait la réfection d'un tableau de maître à un peintre en bâtiment ? Il est des secteurs où la spécialisation est incontournable.

Pour avoir tenté de l'imposer avant l'heure à cette profession, Françoise Mézières a payé le prix fort.

APRÈS LES PREMIÈRES SÉANCES

Certaines personnes se sentent tout de suite bien après les premières séances : elles éprouvent une sensation de légèreté, de bien-être, de détente, une atténuation, voire la disparition de leurs douleurs.

Mais du fait de l'action sur le système nerveux végétatif, il se produit aussi, comme on l'a vu plus haut, des réactions qui peuvent être désagréables. Ces manifestations passagères sont fonction des sensibilités individuelles : état nauséeux, augmentation transitoire de certaines douleurs, apparition de courbatures, et ce que l'on a baptisé « les trois F »[117] : (Faim, Froid, Fatigue).

Les séances ont donc parfois des lendemains ou des surlendemains un peu inconfortables. Passé un délai de 24 à 48 heures, si les troubles persistent, il faut prendre contact avec le praticien.

C'est pour essayer de réduire, autant que possible, ces effets post-séance que le praticien termine chaque séance par des massages spécifiques : diaphragme, plexus solaire, aire précordiale[116].

Cette action sur le système autonome explique aussi les effets, parfois inattendus, d'un traitement : digestion améliorée, réduction

---

116. Zone du thorax située directement en avant du cœur.

117. Évoqués page 125.

des varices ou de l'haleine fétide, diminution de la consommation de trinitrine en cas d'angine de poitrine…

Attention ! En début de traitement on va reperdre, dans les jours qui suivent, une grande partie de l'acquis de la séance. Car, après une certaine sidération, les chaînes musculaires se réveillent.

Mais elles n'oublient jamais totalement le traitement qui a été fait. Il ne faut pas s'inquiéter, le bénéfice sera de plus en plus stable.

QUESTIONS FRÉQUEMMENT POSÉES

Une séance est-elle douloureuse ?

Catégoriquement non. Même s'il y a forcément des moments un peu désagréables pendant une séance, en aucun cas le thérapeute ne fait mal. Ce qui peut être inconfortable ou même douloureux, c'est la posture elle-même, et celle-ci est maintenue par le patient. Ce qui veut dire que ce qui est désagréable, le patient se l'impose et le dose en fonction de ce qu'il peut supporter.

Les praticiens entendent souvent parler d'une « douleur qui fait du bien ».

Peut-on s'entraîner seul chez soi, entre les séances ?

Non, c'est malheureusement impossible.

Rien ne peut se faire hors séance, sans thérapeute. Un regard extérieur sur les compensations, ainsi que l'apport d'une force extérieure au sujet, sont indispensables pour le maintien des postures. Les séances représentent une sorte de match à deux : se posturer seul est aussi impossible que de jouer seul au ping-pong.

Rappelons-le, Françoise Mézières s'est autoposturée pendant trente ans (elle disait : « *Je vais me mettre en plis !* »), et elle demandait à ses élèves de faire de même. Ce n'est que le jour où elle décida de se faire elle-même traiter, qu'elle réalisa à quel point ses efforts solitaires avaient pu être pénalisants. Elle décréta immédiatement qu'il fallait arrêter les autopostures, de toute urgence. Si certains de ses élèves continuèrent à les recommander à leurs patients, très peu se hasardèrent à les pratiquer eux-mêmes !

D'autres praticiens prirent la saine habitude de se posturer mutuellement à longueur d'année. À cela, plusieurs raisons : tout d'abord, la moindre des choses, quand on prétend faire vivre à autrui des sensations inédites et pas toujours agréables, c'est de les avoir ressenties soi-même.

Mais aussi, pour un thérapeute, se faire posturer est la meilleure manière de faire des progrès. Il faut être capable de sentir ce que le patient ressent, de savoir quand il faut persévérer et quand il faut arrêter. Sans passer soi-même au tapis très régulièrement, c'est impossible.

De plus, selon Mézières elle-même, « *c'est un métier de tâcheron* ».

Passer ses journées au sol, dans des positions impossibles, tirer et pousser pour aider les patients, n'est pas anodin pour le corps. Les jeunes professionnels sont épuisés après une matinée de travail. Par la suite, s'ils persévèrent, leur corps s'adapte progressivement à cette pratique et ils supportent mieux. Mais, s'ils ne se soignent pas, leurs propres chaînes vont les rattraper et, tôt ou tard les troubles apparaissent. S'ils veulent continuer à pratiquer cet art, ils doivent entretenir la machine[118].

S'il est dangereux de s'autoposturer, il est toutefois possible, après quelques mois de traitement, de réaliser seul une détente de la chaîne postérieure avant le sommeil. Ces mini-séances ne doivent pas dépasser dix minutes. Leurs contenus, adaptés à chaque patient, doivent être indiqués par le thérapeute.

---

118. La dérive de la pratique sur table est le fruit du non-respect de cette règle fondamentale. Cette dérive ne profite qu'à ceux qui les commercialisent.

Quelle est la place de la prise de conscience corporelle ?

Quel est le thérapeute qui n'a pas imaginé mettre son patient devant un miroir pour lui montrer comment il se tient et comment il faut se tenir. Et, après le lui avoir fait sentir plusieurs fois, le voir repartir... corrigé.

Toutes les mamans du monde réagissent ainsi et, sur ce plan-là, la kinésithérapie classique n'a fait que suivre la ligne de la plus grande pente : les kinés classiques s'y sont essayés à leur tour en pensant qu'ils auraient de meilleurs résultats que les mamans du fait de leur professionnalisme, de leurs connaissances anatomiques et biomécaniques.

Cela fait des millénaires probablement que les mamans espèrent apprendre à leurs petits à se tenir mieux. Des millénaires aussi, que devant le peu d'effets, elles ne peuvent s'empêcher de penser qu'une certaine mauvaise volonté en est la cause.

Cela fait quelques décennies que les kinésithérapeutes ont pris le relais avec leurs méthodes sophistiquées et leur autorité de thérapeutes. Des décennies d'échecs. Mais ils continuent à y croire ! Ils ont donné un nom scientifique à cet apprentissage impossible : la proprioception[119].

Mézières aussi utilise la proprioception mais, pour elle, il ne s'agit que d'un outil utilisé pendant les séances afin de rendre les postures plus précises. Rien de plus. Depuis sa découverte, elle a cessé d'espérer que l'apprentissage d'une meilleure manière de se tenir ait la moindre chance de provoquer une amélioration durable de la posture.

À cela, plusieurs raisons qui ont déjà été évoquées :

- D'abord nous n'avons aucun muscle qui puisse nous détordre. Quand bien même le patient serait complètement obsé-

---

119. Dans certaines écoles hybrides on entend aussi parler de « ressenti ». Le vocable est différent, mais l'idée qu'il sous-tend relève du même onirisme.

dé, au point de penser à sa statique jour et nuit, cela ne changerait rien car il n'existe pas de muscle délordosants[120], rien que nous puissions solliciter et qui nous détordrait. L'effort du patient ne peut donc aboutir qu'à déplacer un problème, à le faire glisser dans une zone plus discrète. Ce n'est jamais souhaitable. Cette pratique introduit des crispations qui peuvent être coriaces, difficiles à mettre à jour et donc à soigner et qui viennent s'ajouter aux raccourcissements d'origine.

- Contrairement aux mouvements volontaires, la manière dont nous nous tenons, ce qu'on appelle la statique, ne dépend pas du cortex cérébral. Ceci veut dire que notre posture ne dépend de la volonté que momentanément, pendant que nous pensons à nous corriger[121]. Mais dès que l'on est absorbé par autre chose (et heureusement, nous faisons parfois autre chose que de penser à notre maintien), l'habitus reprend le dessus. Si intense soit-il, l'apprentissage n'y change rien. En médecine, ce qu'on appelle la statique est, à l'instar de la respiration, une fonction semi-automatique. C'est pour avoir négligé cette caractéristique essentielle que la gymnastique médicale traditionnelle connaît tant d'échecs. Et Mézières d'affirmer que si le corps médical est tellement friand de ce travail à la maison, c'est bien parce que, conscient de ses déficiences, il trouve ainsi une manière détournée de rejeter la responsabilité de l'échec prévisible sur la motivation insuffisante du patient qui n'aurait pas assez pratiqué dans sa vie quotidienne.

Mézières le sait : ce n'est pas parce que le patient a pris conscience d'une déformation qu'il aura les moyens de s'autocorriger. La correction durable ne peut qu'être le fait de postures thérapeutiques qui vont faire lâcher les raccourcissements musculaires responsables. Rien que l'on puisse faire seul. Rien que l'on puisse entretenir ou consolider tout seul.

---

120. On l'a vu, la lordose est la déformation native.

121. En fait, quand on observe une personne qui essaie de corriger sa statique, il est clair qu'elle ne fait que déplacer ses lordoses. Souvent en les aggravant.

Si le patient est tordu, s'il a l'air écrasé, asthénique, ce n'est pas parce qu'il n'a pas assez de force, c'est parce qu'il en a trop.

Un peu comme un ressort de matelas qui ne demanderait pas mieux que de s'ériger. Il a été fait pour ça et il a la force pour le faire. Mais voilà, il est écrasé par des lanières trop serrées et qui le maintiennent écrasé ***(voir fig.20, page VIII)***.

Il ne servirait à rien de le renforcer ***(voir fig.21, page VIII)***. Ce qu'il faut c'est desserrer les lanières et tout rentre dans l'ordre, sans que l'on soit obligé de lui réapprendre comment un ressort est censé se tenir ***(voir fig.22, page VIII)***.

Et le mouvement ?

Nos mouvements aussi sont affectés par le raccourcissement des chaînes.

Par exemple, lors de la marche, avancer une jambe exige que rien ne la retienne en arrière. Or justement, lorsque la chaîne postérieure est raccourcie, elle joue le rôle d'un frein à main qui resterait serré. Le mouvement se fait, mais il est malaisé, moins fluide et plus coûteux en énergie. En revanche, dès qu'il est libéré de ses chaînes, le corps intègre très vite et **spontanément** les nouveaux paramètres et les applique à une nouvelle manière de se mouvoir, de réaliser le geste. C'est pour cette raison que la méthode a d'aussi bons résultats sur les performances sportives, alors qu'aucun entraînement à l'effort ou au geste n'est pratiqué durant les séances.

Cette démarche, qui consiste à lâcher le frein au lieu de forcer le moteur, est spécifique au travail de Mézières. C'est exactement l'inverse de ce qui est préconisé par les classiques :

« Il était donc important d'introduire dans nos séances la notion de dynamique et de geste juste. Ce geste juste ne peut être

intégré que grâce à un réveil proprioceptif et l'intégration dans le schéma corporel de la bonne attitude[122] ».

Quel est le rythme idéal pour les séances ?

Mézières déconseille vivement de faire plus d'une séance par semaine. Ce n'est pas nécessaire car contrairement à une séance de musculation, dont les effets s'estompent rapidement, les étirements des chaînes ont un effet très durable, même si les résultats après les premières séances ne sont pas stables. Mais on l'a vu, en étirant les chaînes de la sorte, on ébranle le système nerveux végétatif et, après une séance, il faut lui laisser le temps de retrouver ses marques. C'est la phase réfractaire absolue et elle dure en général une semaine. L'effet de la séance, d'une semaine à l'autre, ne se perd pas, ou peu. Par contre, à vouloir trop en faire on risque d'obtenir l'effet inverse, c'est-à-dire un ralentissement du traitement, comme si le corps se barricadait face à une agression trop soutenue.

Tout traitement commence par une **phase d'attaque**. Son rythme, d'une séance par semaine, est maintenu aussi longtemps que le patient souffre et que sa morphologie ne s'est pas améliorée de manière significative. En fonction des pathologies, cette période peut durer de quatre semaines (au minimum), à des années (pour une scoliose, par exemple).

À cette phase d'attaque succède une **phase de gestion** : le traitement avance normalement, le patient va de mieux en mieux et sa morphologie se normalise. Il n'est plus nécessaire de maintenir le rythme hebdomadaire. Afin de ne pas charger la barque, on passe à un rythme bimensuel puis à une séance toutes les trois semaines. L'essentiel est que la progression se poursuive, ce qui, rappelons-le,

---

122. G. Bessou présidente de l'AMIK. Postures et mouvements ou apport de la technique Mézières dans l'expression artistique et sportive. 11ème Symposium Romand de Physiothérapie. 5 et 6 novembre 2004 à Lausanne.

s'apprécie non seulement au travers des déclarations du patient, mais surtout par la comparaison des photographies.

Lorsque les principaux objectifs du traitement ont été atteints, le thérapeute et le patient décident ensemble de la suite. Deux possibilités s'offrent à eux. Certains patients préfèrent s'arrêter là et reviendront, plus tard, à la demande, quand ils ressentiront la nécessité de se remettre en plis. D'autres, plus nombreux, préfèrent continuer en adoptant un rythme de croisière. La fréquence des séances pour cette **phase d'entretien** varie alors en fonction de l'âge, de la profession et du stress auquel le patient est soumis. En général, il s'agit d'une séance toutes les quatre à six semaines.

Combien de temps dure un traitement ?

La question est légitime et pourtant on ne peut pas apporter de réponse précise et simple : tout dépend de la raison qui conduit à consulter. On imagine bien qu'un simple torticolis sera soigné plus vite qu'une hernie discale avec atteinte du nerf sciatique.

Ce qu'on imagine moins c'est que pour deux pathologies qui semblent identiques a priori, les durées de traitements pourront varier du simple au décuple. Tout va dépendre de la vitesse de compréhension du patient et des difficultés rencontrées.

Un traitement est-il terminé un jour ?

Cette question appelle une remarque. La médecine moderne est bien souvent décriée car on lui reproche de faire du symptomatique, de ne pas s'attaquer à la cause mais seulement aux effets.

Certaines thérapies prétendent faire mieux[123] en s'attaquant aux racines du mal. Est-ce le cas de Mézières ?

---

123. On retrouve souvent ce genre de projet dans ce qu'il est convenu d'appeler « les médecines douces ».

Oui et non.

- Oui, parce que cette méthode prend incontestablement les choses plus en amont que la majorité des autres thérapies corporelles. Quand une vertèbre est déplacée, Mézières ne se contente pas de la remettre en place. Elle va chercher les chaînes qui, par leur raccourcissement, l'empêchent de revenir spontanément à sa place.

Il est donc exact que Mézières remonte plus loin dans les origines du mal.

- Non, car il faut réaliser que le « destin » des chaînes est de se raccourcir. Ce sont des muscles archaïques qui, rappelons-le, ne sont pas encore tout à fait adaptés à la station debout. Il n'y a rien que l'on puisse faire à cela. C'est un processus inéluctable.

Le traitement que propose Mézières ne fait que ralentir le processus et en neutraliser les conséquences négatives.

En aucun cas il ne modifie le destin des chaînes. Fort heureusement, en une seule séance, il est vraisemblable que l'on remonte le courant de plusieurs années de raccourcissement.

Quelle est la pérennité de l'acquis ?

Parfois les thérapeutes voient revenir des patients qui veulent reprendre le traitement après de nombreuses années d'arrêt.

Le bilan qu'ils effectuent alors, et qu'ils comparent au bilan initial, est souvent décevant : au premier regard, on a l'impression d'un retour à la case départ. Mais dès la fin de la première séance, c'est la bonne surprise : en une heure, on récupère tout l'acquis d'un traitement qui a été interrompu il y a dix ou quinze ans. Tout se passe comme si le corps avait une mémoire et qu'il n'oubliait jamais le traitement.

Conseil d'hygiène de vie

De façon indirecte, il est des mesures qui peuvent diminuer la vitesse de raccourcissement des chaînes.

Il faut savoir que l'état hormonal influence les muscles : lors des périodes prémenstruelles chez les femmes, il y a parfois exagération des dysmorphies et des troubles. Dans le même ordre d'idées, les mamans doivent savoir qu'il y a deux périodes à haut risque : l'approche de la puberté (surtout pour la fille) et la ménopause. Pendant ces deux périodes de la vie, il ne faut pas hésiter à aller consulter un spécialiste en cas de douleur prolongée, ou si on a l'impression de se déformer, de se tasser.

L'alimentation a une importance incontestable : contractures et crampes sont, par exemple, fréquentes chez certains sujets après l'absorption de boissons ou d'aliments acides, tels vin blanc, tomates, etc : à consommer avec modération, car les diététiciens ont montré qu'une alimentation acide influait défavorablement sur l'état musculaire.

L'état du système nerveux a aussi une incidence sur le comportement musculaire. Les stress psychologiques, pas forcément intenses, mais prolongés ou répétés, perturbent les fonctions du système nerveux végétatif et modifient l'attitude physique.

Françoise Mézières a une manière imagée d'exprimer cette interaction corps-psychisme : « *Le dos d'un homme qui vient de gagner au Loto ne ressemble pas à celui de l'homme qui vient d'apprendre qu'il est cocu. Il n'est pas nécessaire d'avoir fait polytechnique pour savoir cela. Faire de telles évidences son fonds de commerce est pitoyable.* »

Comme on l'a vu précédemment, en règle générale les traumatismes de toute nature vont être néfastes.

L'activité sportive, le couchage, le travail, les attitudes longtemps maintenues, de même que les chaussures, auront une influence patente - bonne ou mauvaise - sur l'état des chaînes.

Si beaucoup de ces éléments sont inévitables il est, par exemple, souhaitable de bien comprendre le rôle de l'activité sportive, d'éviter, autant que faire se peut, les situations stressantes et négatives, de choisir judicieusement sa literie et ses chaussures...

Le couchage

Certes, une bonne literie est préférable à un vieux matelas défoncé assorti d'un sommier qui s'affaisse sous la partie la plus lourde du corps, le bassin.

Mais le point le plus important est d'éviter de dormir sur le ventre. Cette mesure, simple en apparence, supprime d'emblée une grande partie des douleurs du dos.

C'est dans les années 1950 que les Américains, préoccupés par le drame de la mort subite du nouveau-né, découvrirent, à l'autopsie, des régurgitations dans les poumons des petites victimes. Ils conclurent un peu hâtivement que c'étaient ces régurgitations qui avaient provoqué l'arrêt réflexe du cœur. D'où la décision de faire dormir les bébés sur le ventre pour éviter qu'ils n'inhalent leur vomi. Et le monde entier suivit l'exemple des Américains, lesquels reconnurent pourtant très vite leur erreur : ce ne pouvait pas être les régurgitations qui provoquaient les décès, car elles avaient lieu post-mortem. Mais la position de coucher ventral provoquait des problèmes de dos et favorisait la déformation des pieds chez les enfants. Dans le reste du monde, il fallut quelques décennies pour mettre fin à la manie de coucher les bébés sur le ventre. Encore dans les années 1990, lorsque, dans un service d'obstétrique, le taux de mortalité subite du nouveau-né dépassait un certain seuil, la mesure était remise à l'ordre du jour. Pour qu'on arrête définitivement cette pratique absurde, il fallut qu'une étude sérieuse démontre, chiffres à l'appui, que cette position augmentait considérablement le risque de décès.

Le problème, c'est que l'adulte qu'on a couché sur le ventre dans les premiers jours de la vie, aura ensuite beaucoup de mal à s'en déshabituer. Cela nécessite une vraie décision et beaucoup de persévérance.

Or, l'enjeu est important : les reconstructeurs ont identifié cet habitus comme étant l'une des principales causes d'échec des traitements.

Le couchage idéal est ferme, sans être inconfortable. La partie la plus lourde du corps est le bassin. Si celui-ci s'enfonce dans le lit, formant cuvette, c'est une catastrophe. Le sujet se déforme six à neuf heures par jour, et le thérapeute est censé le détordre en une heure une fois par semaine !

Idéalement, il faut dormir à plat dos, sans oreiller. Mais on peut aussi dormir sur le côté, avec oreiller. Mais jamais sur le ventre.

Les sièges

Un célèbre orthopédiste français à qui l'on demandait quel était, selon lui, le bon siège, avait coutume de répondre : « C'est celui duquel j'arrive à sortir. »

Il n'y a pas de bon siège. Il y a des sièges plus ou moins bien adaptés à tel ou tel dos. Chaque dos est différent, ou plutôt chaque dos s'est tordu différemment. Les sièges doivent être adaptés à ces déformations. Chercher à mouler un dos avec les sièges sur lesquels on l'installe est absurde. Si le siège est inconfortable pour un dos donné, il va générer des positions antalgiques qui seront pires que le mal.

Le siège dans lequel mon voisin se sent parfaitement bien, sera très inconfortable pour moi, et réciproquement. Il en est de même pour les sièges des voitures.

Les chaussures

« *Le goût de la foule est l'indice du pire* »

Sénèque

Là aussi, le bon sens devrait primer. Ce n'est pas toujours le cas.

L'anatomie nous apprend que le pied s'élargit d'arrière en avant. La partie la plus étroite est le talon ; la plus large est au niveau des orteils.

On pourrait attendre d'une chaussure qu'elle respecte cette forme. Mais en fait, il est bien rare de trouver une chaussure dans laquelle les orteils ne sont pas écrasés les uns contre les autres. La mode des chaussures pointues n'a pas fini ses ravages.

Mais ce n'est pas tout. Normalement, le bord interne du pied se soulève comme une voûte. On parle d'arche interne[124]. En fait, cette partie du pied fonctionne un peu comme les suspensions d'un camion, en lames de ressort. Ce système d'amortisseurs rend la démarche plus fluide.

Mais lorsque le dos n'en peut plus de se creuser sous l'effet du raccourcissement des chaînes, il passe le relais aux membres pour diluer la déformation. Alors, à cause d'un ordre venu d'en haut, les genoux se mettent à tourner en dedans. Et cette rotation des genoux fait que l'arche interne du pied se couche en dedans. Mézières dit « *Il n'y a pas de pieds plats. Il n'y a que des pieds versés en dedans* ».

---

124. Depuis les travaux de De Doncker E., Kowalski C., on a tendance à appeler cette partie du pied « la ferme médiale ».

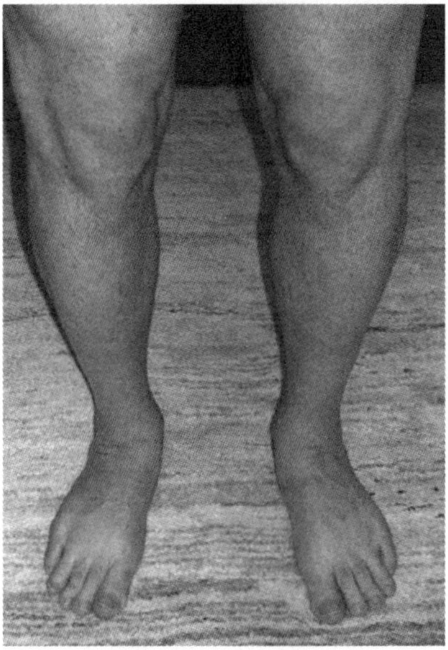

Le pied plat n'existe pas

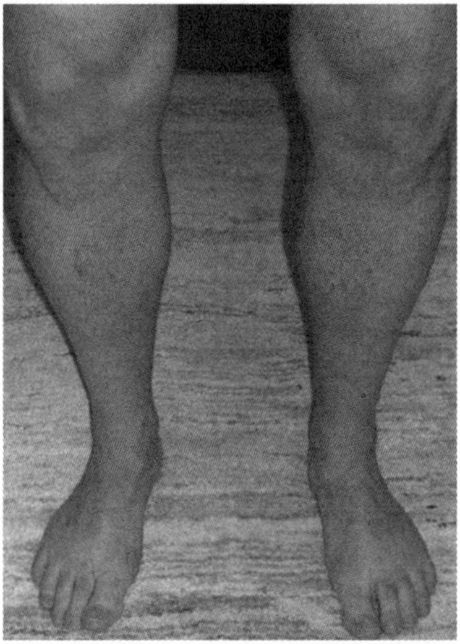

Il n'y a que des pieds "versés". Ils se corrigent par la rotation des genoux en dehors

Alors, nos chausseurs, qui ignorent ce mécanisme descendant, se mettent en tête de redresser nos pieds grâce à des supports de voûte plus ou moins durs. Et cela a des conséquences non négligeables. D'abord, l'arche interne ne joue plus son rôle de suspension et la démarche naturelle en est modifiée. Mais surtout, alors que l'ordre de torsion du pied était venu d'en haut, ces supports en renvoient un autre, de sens contraire, venant du bas. Au carrefour de ces deux influences opposées (le dos qui voudrait bien que le pied se couche pour le soulager un peu, et les supports qui le lui refusent) se trouvent les genoux. Il n'est pas rare qu'ils en souffrent. C'est si vrai que lorsqu'un reconstructeur reçoit un patient qui a des genoux douloureux, il inspecte systématiquement l'intérieur des souliers et en retire les supports plantaires de toutes sortes qu'il y trouve une fois sur deux. Ce simple geste est tellement souverain qu'il rend souvent le traitement facultatif.

Quant au talon de la chaussure, racontée par Françoise Mézières son histoire est assez savoureuse. On est tellement habitué à ce qu'une chaussure ait un talon qu'on ne se pose plus la question du pourquoi. On discute la matière, on glose sur la hauteur, mais on ne remet pas en question son bien-fondé.

Il fut un temps où seuls les nobles avaient le droit de se déplacer à cheval. Les bourgeois, qui n'avaient pas ce droit et qui ont toujours guigné les privilèges de la noblesse, prirent l'habitude de porter des talons comme s'ils en avaient besoin pour maintenir les étriers tant convoités. Le petit peuple les imita, et bientôt il ne fut plus personne pour en contester la nécessité. Puisque tout le monde en portait et depuis si longtemps, c'est que forcément c'était bien.

C'est ainsi que l'on enseigne encore aujourd'hui, dans les facultés, que la hauteur idéale du talon d'un soulier est 1,5 centimètre de haut. Et quand on demande pourquoi, l'enseignant, surpris, ne peut que répondre: « C'est comme ça ! ».

L'unique justification du talon à une chaussure, c'est d'amortir un peu le choc de l'attaque du pas sur une surface dure : nous sommes a priori conçus pour marcher pieds nus sur sol meuble. Pas sur du béton.

Mais les talons de nos chaussures pointues à l'italienne sont aussi durs que le béton lui-même.

Quant aux talons aiguilles, pour Mézières, il ne s'agit de rien d'autre que d'une mutilation sexuelle à l'occidentale.

Les orientaux aiment voir les femmes marcher à tout petits pas. Pour s'assurer cette excitation, les Chinois brisaient les pieds des petites filles et les bandaient ainsi, les orteils rabattus sous le talon. C'est cela l'horreur des « pieds de chinoise ». Les occidentaux sont émus par une démarche ondulante.

Alors, les chausseurs les font marcher sur ces petites échasses inconfortables. Et que penser de nos « spécialistes du pied » lorsqu'ils nous assènent sur les ondes que les souliers, surtout pour les petits, doivent bien maintenir la cheville ! La croyance gravitaire n'en finit pas de générer des idées fausses : pour eux, si rien ne vient soutenir la frêle cheville dans sa lutte désespérée contre la pesanteur, alors, c'est sûr, elle va s'effondrer. Il en est de même pour les testicules, les seins et la mise en plis !

Les attitudes

Qu'elles soient professionnelles ou sportives, les attitudes longtemps maintenues modèlent le dos et ne le font jamais dans le bon sens. La secrétaire, la danseuse, passent leur temps en lordose. Le chirurgien, le dentiste, le dessinateur, la couturière, ont la tête penchée en avant toute la journée, le peintre a la nuque cassée en arrière.

Certains travaux ménagers sont particulièrement pénalisants : ceux que l'on effectue avec les bras au-dessus de l'horizontale (laver les carreaux, ranger un haut de placard...). Ils devraient être fractionnés. Il en va de même pour les travaux de jardinage telles la cueillette, la taille des haies...

Et le sport ?

Dire que l'homme moderne a une vie trop sédentaire est une lapalissade. Dire que c'est cette sédentarité qui est à l'origine du mal de dos est une contre-vérité.

Churchill, à qui l'on demandait le secret de sa longévité, répondit : « Le sport. Je n'en fais pas ».

Il est vrai que nous bougeons trop peu et que cette immobilité, ce non-usage de notre corps n'est pas favorable à certains organes, et en particulier au système cardio-respiratoire.

Pour autant, est-il pertinent de se précipiter dans les salles de sport à la sortie du travail ? Est-il raisonnable, parce que nous ne marchons plus quotidiennement, d'enfiler des Nike le dimanche pour aller avaler des kilomètres en courant le long des routes ? Ceux qui le font expliquent qu'ils font ça pour leur plaisir. Pourtant, ce n'est pas le plaisir qui se lit sur leurs visages. Ce qu'on y lit, c'est la souffrance. Ils ne sont même plus conscients que leur motivation originelle, ou celle de ceux qui les conseillent, était la lutte contre la sédentarité. Par la suite, la production d'endorphines lors de l'effort prolongé induit une authentique dépendance.

Que propose Mézières ?

Elle dit que l'homme est LE marcheur de la création. Un homme bien entraîné peut marcher cent kilomètres par jour. Il n'y a pas un seul animal qui soit capable de cela. L'anatomie témoigne de ce que l'homme est un marcheur : le pied, unique dans la création, est l'organe par excellence de la marche.

L'homme peut courir, mais il n'est pas bâti comme un cheval. Il peut sauter, mais il n'est pas un kangourou. Il peut grimper, mais il n'est pas un singe. Il peut aussi nager, mais il n'est pas un poisson. Et donc, tout excès dans ces activités se paie. Les sportifs en savent quelque chose. Ce sont les cardiologues américains qui ont lancé la mode du jogging. À présent, les chirurgiens orthopédistes signalent l'apparition de maladies nouvelles liées à la pratique intensive des sports. Par exemple, les chocs répétés de la course à pied provoquent des arthroses précoces des genoux.

À l'inverse, l'absence ou le déficit de marche à pied est néfaste au bon fonctionnement de l'appareil locomoteur, mais aussi des autres systèmes. Il semblerait que le système digestif, par exemple, ait besoin du massage que le diaphragme lui prodigue lors de la marche pour que son fonctionnement soit optimal.

En d'autres termes, la marche est indispensable. Et là, pas d'excès à redouter. Quant aux sports, il ne faudrait les pratiquer que pour son plaisir et dans les limites du plaisir.

D'où vient ce mythe du sport, bon pour la santé ?

Tout d'abord, il faut être conscient que le sport représente beaucoup d'argent à l'échelle mondiale. À titre indicatif, comme pratique ou comme spectacle, le sport constitue une consommation non négligeable pour les ménages. En France, elle s'est élevée à près de 80 milliards de francs en 2000.

Les marchés du sport sont créateurs de métiers spécifiques et d'emplois qui, rien qu'en France, concernent plus de 300 000 personnes. Aux dépenses des organisateurs des événements sportifs, viennent s'ajouter les investissements dans les installations sportives et dans les infrastructures engagées par l'État ou les collectivités locales, aussi bien que par les entreprises privées. Elles génèrent des retombées économiques pour la ville, la région ou le pays dans lequel se déroulent ces compétitions. D'où la frénésie des nations pour décrocher la timbale des jeux olympiques.

Le sport, en tant qu'activité économique, a connu des taux de croissance de 10 à 15% par an. En France, il est passé de 0,7% du PIB, au début des années 70, à plus de 1,5% trente ans après.

Dès lors, comment s'étonner d'une tendance à la pensée unique sur la question du sport. Tout est bon pour faire augmenter les chiffres. Et convaincre la population de la nécessité médicale du sport est chose facile.

En très peu d'années, le sport est devenu un sujet tabou dans les sociétés industrialisées. Un conférencier peut contester bien des choses, tordre le cou à bien des idées reçues, mais qu'il ne s'avise pas de mettre en question le bien-fondé de la pratique sportive. La réprobation de l'auditoire devient palpable et sa crédibilité fond comme neige au soleil.

Dans l'esprit d'une majorité d'entre nous[125], si nous ne faisons pas notre sport hebdomadaire, nous allons tomber en ruine.

Mézières s'inscrit en faux, et souvent ce n'est guère bien reçu. Mais elle est habituée et rien ne l'a jamais arrêtée. « *Quand j'ai quelque chose à dire, je le dirais devant le pape.* »

En revanche, elle adhère complètement à l'adage : « Si tu veux vivre vieux, achète-toi un chien ». Elle pense que la marche est nécessaire à la santé. Rien que la marche. Elle dit qu'il faudrait marcher une heure par jour, à son rythme, mais sans s'arrêter, et surtout sans rien porter dans les mains. Ceci afin de ne pas gêner le balancement naturel des membres supérieurs.

Les autres sports, bien sûr, mais juste pour le plaisir.

Cela fait une grosse différence : un verre de bon vin est un plaisir que nul ne songerait à nier. Il est même probable qu'une consommation régulière et modérée de vin rouge favorise certaines fonctions. Pourtant, imagine-t-on l'état de la population si le corps médical venait à marteler que l'alcool est bon pour la santé ?

Bons ou mauvais sports

Du fait de la prédominance des chaînes, tout effort sera d'abord effectué par ces dernières. Et tout effort musculaire entraîne un modelage musculaire et un raccourcissement. Ceci est vrai pour l'effort statique plus encore que pour l'effort dynamique.

Aussi les sports statiques seront-ils plus pénalisants que les sports dynamiques.

Dans la plupart des sports, les membres bougent, mais il y a fort peu de sports où le dos bouge aussi. Ainsi, en vélo, les jambes bougent, mais le dos est fixé dans une position anormale : dos rond, nuque cassée. Il en est de même pour le canoë-kayak et quantité d'autres.

---

125. Le corps médical n'est pas épargné par les effets de ce bourrage de crâne.

On a dit beaucoup de mal du tennis et de l'équitation. Qu'en est-il ?

Le tennis a la réputation de n'être pas un sport idéal en ce qu'il est asymétrique. En réalité, outre les nombreuses tendinites qu'il provoque chez les joueurs assidus, il n'est ni meilleur ni pire qu'un autre.

Et l'équitation ? On en dit beaucoup de mal et les spécialistes du dos l'interdisent aux jeunes scoliotiques. Pourquoi ? Toujours le mythe de la pesanteur, mère de toutes les déformations. Mézières, qui connaît bien ce sport, n'est pas d'accord et le recommande dans la mesure où la personne sait monter, qu'elle ne souffre pas à cheval et surtout, qu'elle ne fait pas souffrir le cheval...

Avec un dos en bon état, on peut pratiquer tous les sports.

Mais on paie les abus, lesquels sont dus en général à l'idée que les sports sont bons pour la santé. Ils sont bons parce qu'ils font plaisir. C'est tout.

Comment se fait-il que beaucoup de rhumatisants se déclarent soulagés par la pratique sportive ?

C'est que celle-ci occasionne une ouverture durable des capillaires. Comme les voitures, nous fonctionnons mieux quand l'huile est chaude !

L'addition, on la paie quand la machine refroidit. C'est pour cette raison que les carrières des sportifs de haut niveau s'interrompent souvent à l'occasion d'une vilaine grippe ou d'une blessure qui va interdire l'entraînement pendant quelques semaines.

La sédentarité de nos vies actuelles ne peut pas avoir comme remède la pratique épisodique et excessive d'un sport, de même qu'on ne soigne pas un alpiniste en hypothermie en le plongeant dans de l'huile bouillante.

Et le yoga ?

Bien que le yoga repose aussi sur des postures auxquelles certaines des siennes peuvent ressembler, la méthode de Françoise Mézières diffère profondément de ce dernier par sa pratique, comme par son esprit.

Bien que, le plus souvent, on ait fait du yoga en Occident une sorte de gymnastique - ce qui est une absurdité - en Orient, il constitue un outil pour se mettre en état de transe mystique.

Mézières explique : « *Le yoga sert à voir le ciel. Ma méthode sert à soigner le corps. Ce que l'Occident mercantile a fait de cette pratique religieuse est pitoyable. Certaines de ces techniques sont dangereuses et ne se justifie que par le bénéfice mystique que l'adepte en attend. Mais ici, on veut faire croire qu'elles sont bonnes pour la santé en arguant de ce que, là-bas, on les pratique depuis tellement longtemps ! C'est un peu comme si l'Orient ne retenait du christianisme que les génuflexions, en disant que ça doit être bénéfique pour les genoux puisque les Chrétiens les pratiquent depuis deux mille ans.* »

On ne le dira jamais assez !

Le plus important est de bien comprendre que si l'on se tient mal, si votre enfant ne se tient pas droit, ce n'est pas par indigence ou par désinvolture.

Il n'y peut rien et il n'y a rien qu'il puisse faire seul, quelle que soit sa bonne volonté. Au mieux, ses efforts seront inefficaces, au pire ils aggraveront l'état.

Si vous avez des inquiétudes, si vous ne supportez plus de le voir ainsi, mieux vaut vous adresser à un spécialiste.
Avec lui, il fera le travail adéquat et sa statique changera, sans qu'il ait besoin d'y penser entre deux séances.

LES INDICATIONS

Il est classique de distinguer, en médecine, les troubles fonctionnels et les troubles organiques.

Comme leur nom l'indique, les **troubles fonctionnels** reflètent le mauvais fonctionnement d'un organe, sans qu'aucune lésion ne soit objectivée. Nous pouvons mal digérer avec un estomac intact, avoir des palpitations sans que notre cœur soit atteint. Ce vaste domaine est très sensible à l'action du psychisme. Une émotion peut provoquer une diarrhée ou arrêter des règles.

Les **troubles organiques** sont ceux qui résultent de l'altération d'un organe. Des vaisseaux ont perdu leur élasticité du fait de l'artériosclérose, une tumeur au sein, ou des vertèbres devenues poreuses. Ces atteintes sont en principe irréversibles sauf lorsque la chirurgie peut intervenir.

Classiquement, quand un malade souffre d'une maladie fonctionnelle, on lui prescrit un traitement médicamenteux et, en cas d'échec, on l'envoie chez un psy, en pensant que ça se passe dans la tête. Quand il souffre d'une maladie organique, avec des signes visibles à la radio (comme : arthrose, nécrose osseuse, pincement d'un disque entre deux vertèbres) on donne des médicaments pour soulager les symptômes et tenter de ralentir l'évolution. Lorsque ce stade est dépassé, « on s'en remet à Dame Chirurgie ».

UN SEUL OBJECTIF : RETROUVER LE PARANGON

Pour Mézières, cette distinction entre les deux types de troubles s'organise différemment.

Douleur et signes fonctionnels sont des modes d'expression des dysmorphies, lesquelles sont elles-mêmes la conséquence des raccourcissements. Si une dysmorphie n'est pas combattue, elle aboutira plus tard à des lésions organiques : une arthrose, par exemple.

Toutefois, comme la douleur, dans un premier temps, ne provient pas de l'arthrose mais de la contracture musculaire qui la provoque, elle peut aussi être guérie. Pour Mézières, guérir l'arthrose c'est supprimer la douleur qui la caractérise et lui rendre sa mobilité. Le reste, c'est l'image radiographique qui n'est qu'un reflet de la réalité de l'état articulaire.

Elle souligne que la sacro-sainte radiographie[126] a toujours un train de retard. Ceci est vrai au début de la maladie[127] comme à la fin.

Plus le corps humain s'éloigne du parangon morphologique, plus il souffre. Si cette souffrance est ressentie, on l'appelle douleur et elle joue le rôle de signal d'alarme. Mais même si cette souffrance n'est pas ressentie, si le signal d'alarme ne fonctionne pas, l'existence d'une dysmorphie aboutit, tôt ou tard, à une altération de la structure.

Même à ce stade, Mézières est d'un optimisme forcené : elle croit en un puissant pouvoir de régénérescence du corps pour peu qu'on le libère de ses chaînes.

---

126. Les rayons X ont été découverts en 1895 par le physicien allemand Wilhelm Conrad Roentgen. Il fit sa première radiographie sur la main de sa femme. Lorsqu'il présenta sa découverte à l'Académie de médecine, il s'entendit répondre que c'était amusant mais qu'on avait du travail... Les choses ont bien changé.

127. Bien des patients atteints d'arthrose de la hanche souffrent pendant des mois avant qu'on ne voie les premiers signes en imagerie médicale.

Ainsi prétend-elle guérir les périarthrites fibrosantes (douleurs inflammatoires autour d'une articulation avec transformation du cartilage en tissu fibreux), qui ne sont pas des maladies fonctionnelles.

Il arrive que des patients signalent que, lorsqu'ils sont suivis pour leur dos par cette méthode, ils ont moins d'angines à répétition ou de bronchites. Est-ce une réalité ou ne s'agit-il que d'une vue de l'esprit ?

Les dysmorphies entraînent des dysfonctionnements du système nerveux végétatif, et par là, pourraient affaiblir le système de défense immunitaire. De ce fait, on peut penser que leur amélioration entraînerait une meilleure résistance aux infections.

LE GRAND SUCCÈS : LE MAL DE DOS

Cette distinction entre fonctionnel et organique étant recadrée, on comprend mieux que Mézières répugne à donner des limites à ce que sa méthode est susceptible de soigner.

Tout d'abord, elle constitue l'arme absolue (selon Mézières) contre le mal de dos, à l'exclusion, naturellement, des douleurs d'origine infectieuse ou cancéreuse.

Cette pathologie représente plus de 80% des consultations des praticiens. À cela, deux raisons : d'abord la fréquence importante de cette pathologie[128], ensuite, l'efficacité de la méthode a fait sa réputation dans ce domaine. Les patients viennent souvent de loin pour se faire soigner après avoir épuisé tous les moyens classiques. Là, plus qu'ailleurs, la méthode se doit d'être efficace, décisive.

Dans la réalité, si l'échec est rare pour un bon thérapeute, on ne peut toutefois pas l'exclure.

---

128. Celle-là même qui fait perroquéter aux médias et au corps médical que c'est le mal du siècle.

La rareté de ces échecs les rend encore plus insupportables pour le praticien et le questionnement est alors inévitable : l'indication a-t-elle été bien posée ? Comment se fait-il que la maladie ait été la plus forte ? Ai-je bien fait mon travail ? Suis-je à la hauteur ? Ai-je suffisamment travaillé ma matière et puis-je être certain que le patient avait toutes ses chances avec moi ? Ou l'échec est-il dû à cette méthode, encore jeune somme toute, et dont on ne connaît peut-être pas encore assez bien les limites ?

ET TOUTES LES DOULEURS DITES « RHUMATISMALES »

Outre les douleurs vertébrales, chroniques ou aiguës, d'origine rhumatismale ou traumatique, cette méthode est indiquée pour les douleurs des articulations des membres, tous les symptômes liés aux déséquilibres vertébraux, les déviations et les déformations vertébrales, chez l'adolescent ou l'adulte (cyphose, lordose, scoliose, inversions), arthroses, jambes torses, les déformations du pied, et diverses affections de la main ou du genou.

En corollaire de la règle : « ce qui est beau fonctionne bien », on applique en rhumatologie une autre règle : « ce qui dépasse dans le corps humain et ne devrait pas dépasser est susceptible de faire mal ». En effet, on constate que les douleurs siègent rarement dans les dépressions dysmorphiques. On les retrouve plus volontiers dans les bosses.

La lombalgie serait-elle une exception ? Il est vrai que cette douleur siège dans une zone où la colonne vertébrale est creuse (lordose). Et il est vrai aussi que la douleur ressentie se situe à l'arrière du corps, dans le creux.

L'explication de cette exception apparente est donnée par les reconstructeurs : pour eux, la lombalgie est provoquée par une contraction paroxystique, une sorte de crampe permanente de la chaîne antéro-intérieure (et non de la chaîne postérieure). Mais alors, comment se fait-il qu'on la ressente derrière ? Parce que les insertions du diaphragme et du psoas (le filet, chez l'animal) se font sur l'avant des vertèbres lombaires. Et, à cet endroit-là, l'innervation nociceptive (qui véhicule la douleur) n'est pas assez précise pour qu'on puisse distinguer ce qui se passe en profondeur, en arrière, ou trois centimètres plus en avant.

LÉSIONS TRAUMATIQUES

En traumatologie, si l'on ne peut accélérer le travail de la nature, on peut toutefois faciliter une bonne récupération : un tissu lésé, quel qu'il soit, aura besoin de temps pour cicatriser. Par exemple, si une infection vient se surajouter à la lésion traumatique initiale, le médecin prescrira des antibiotiques. Pour autant, peut-on dire que les antibiotiques vont hâter la cicatrisation ? Non. Par contre, neutraliser l'infection c'est supprimer un frein à la cicatrisation.

Il en est de même des dysmorphies : elles constituent une entrave à la rémission. En les réduisant, on ne fait que redonner ses chances à l'organisme.

Une marche prolongée avec un caillou dans la chaussure met le pied en sang. On pourra utiliser tous les désinfectants, les meilleurs cicatrisants et les onguents les plus élaborés, si on n'enlève pas le caillou, il y a de fortes chances que les choses s'aggravent dès qu'on recommencera à marcher. Il en va de même des entorses de chevilles : le plus souvent, elles sont dues au mauvais alignement des segments osseux (jambe - pied). Dès lors, le moindre faux-pas provoquera une lésion démesurée. Il n'y aura pas de guérison durable si l'on ne remet pas les segments dans l'axe. Et ceci ne peut se concevoir que dans le contexte du corps en entier, puisque le membre inférieur est sous-tendu par la grande ficelle du pantin (voir chapitre : La poupée et le pantin).

LES DÉFORMATIONS ACQUISES DU PIED

Il faut distinguer les déformations de l'arrière-pied et celles de l'avant-pied.

En ce qui concerne l'arrière-pied, la déformation la plus fréquente est ce qu'il est convenu d'appeler le pied plat. Or, on l'a vu dans le chapitre sur les chaussures, Mézières prétend et prouve que le pied plat n'existe pas. Elle explique que le pied se couche en dedans à cause de la rotation interne du genou, laquelle est commandée par la rétraction des chaînes. Et de fait, cette déformation se corrige bien en allongeant les chaînes responsables.

FAITES CETTE EXPÉRIENCE

Mettez-vous maintenant debout, pieds réunis des talons à la pointe : vous sentez votre voûte interne du pied affaissée.

Les malléoles internes des chevilles se télescopent douloureusement. Cela est dû à la rotation interne des genoux. Avant de corriger les genoux en les tournant en dehors (mais sans bouger les pieds, afin de sentir leur voûte se corriger), placez une main dans le creux des reins. La correction des pieds (transitoire) par la dérotation des genoux se traduit instantanément par une augmentation du creux (lordose) lombaire, ou l'avancée de la tête.

Le pied creux, bien que plus complexe, relève de mécanismes similaires.

Les déformations de l'avant-pied concernent essentiellement les orteils. Les plus fréquentes sont les orteils en griffe et l'hallux valgus.

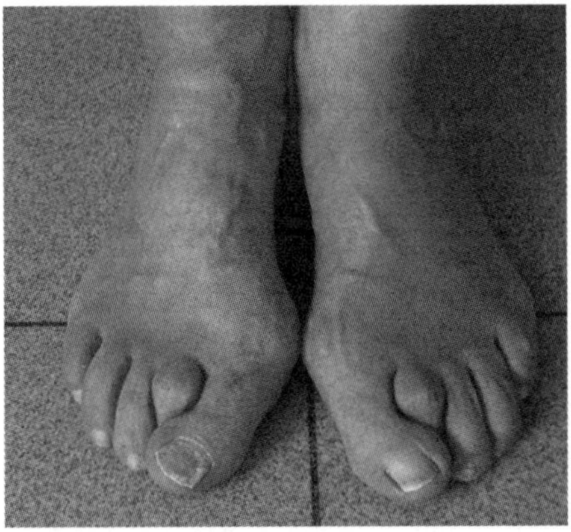

Pour Mézières, les orteils sont l'extrémité du système des chaînes et en sont les victimes prédestinées. La correction de ces déformations s'inscrit dans la durée. La Reconstruction Posturale, par une compréhension approfondie des mécanismes déformants, a fait faire des progrès considérables en termes de rapidité et de diminution des douleurs. Il reste qu'il s'agit d'une rééducation difficile et de longue haleine. Mais l'alternative chirurgicale est, en l'occurrence, à éviter : les techniques chirurgicales sont nombreuses, ce qui implique qu'aucune n'a fait ses preuves.

LES SCIATIQUES AIGUËS

Classiquement, on explique la sciatique par la dégénérescence d'un disque intervertébral qui est à l'origine de la fameuse hernie discale. Classiquement toujours, on dit que le disque est constitué d'une partie centrale gélatineuse (nucleus pulposus), qui joue le rôle de rotule mécanique, et d'une partie périphérique, fibreuse (annulus fibrosus). Lorsque la partie fibreuse périphérique se dégrade, des petites quantités de nucleus fuseraient à travers et viendraient se loger au contact du nerf sciatique qu'elles compressent. D'où les douleurs et les signes neurologiques qui peuvent aller jusqu'à la paralysie. Si l'on admet cette explication, il n'y a guère qu'une seule chose à faire : opérer. Devant le grand nombre de rechutes[129], les chirurgiens sont amenés à adopter des stratégies de plus en plus agressives : pour éviter que d'autres parties du nucleus ne migrent par la suite, on a tendance, actuellement, à enlever tout le disque et à le remplacer par des petites cages métalliques. Une manière de bétonner la zone.

Nous l'avons vu, la théorie du nucleus est actuellement contestée. Le professeur Chevrot (hôpital Cochin) prétend que cette différence entre nucleus et annulus n'est due qu'à une lecture erronée de l'image radiographique. Selon lui, c'est le même tissu mais, au centre, il est plus hydraté. Ce qui veut dire que rien ne peut migrer vers la périphérie. Mais alors, que voit-on au scanner ou à l'IRM ? Pour le professeur Chevrot, la hernie n'est rien d'autre qu'une entorse vertébrale[130]. Et comme dans toute entorse, il y a un hématome, une tuméfaction. Et cet hématome ne peut partir que vers l'arrière, pour des raisons anatomiques.

Si l'on admet cette théorie, la stratégie thérapeutique devient plus conservatrice : on n'arrache plus le disque en entier (ce que font pourtant certains chirurgiens pour être sûrs qu'on enlève bien le nucleus, responsable des rechutes ultérieures).

Imagine-t-on un seul instant un chirurgien qui opérerait une entorse de la cheville, arrachant cartilage et ligaments pour souder l'articulation et ainsi, réduire le risque de récidive ? Et pourtant les entorses de la cheville sont connues pour être douloureuses (plus que certaines fractures). Elles sont handicapantes (quoi qu'on fasse) pendant une bonne année, et elles sont particulièrement récidivantes.

La chirurgie de la hernie discale est réputée problématique. Il faut tout faire pour l'éviter. Les techniques de Mézières et la

---

129. 80% des récidives se font au même niveau et du même côté.

130. Chevrot A. La hernie discale existe-t-elle ? Arthrorama - pharmascience 1997 (28) : 3-4.

Reconstruction Posturale sont des outils remarquablement efficaces pour réduire la durée de la période douloureuse et surtout éviter les récidives.

Mais il s'agit de traitements délicats et qui ne marchent pas à tous les coups. En effet, lorsque le disque est très dégradé, il arrive que des morceaux entiers se détachent et appuient vers l'arrière, contre la moelle ou la racine du nerf sciatique. Dans ce cas, la chirurgie sera inévitable et souveraine.

De manière générale, ce n'est pas parce qu'on a entre les mains un outil efficace, remarquable, que l'on peut s'autoriser à s'entêter, prolongeant ainsi la souffrance du patient plus qu'il n'est raisonnable.

LE CAS PARTICULIER DE LA SCOLIOSE

La scoliose idiopathique (sans cause décelable) est un problème sensible.

En médecine, la scoliose est considérée comme une maladie grave. On garde en mémoire Quasimodo et les bossus de l'ancien temps dont on disait qu'ils mouraient étouffés : à 30, 40 ans, la déformation devenait si importante qu'elle écrasait complètement le cœur et les poumons. L'imagerie du Moyen Âge et celle des rois de France, ainsi que les récits de Saint-Simon, témoignent de ce que le bras de fer, entre la médecine et cette pathologie, ne date pas d'hier.

La scoliose idiopathique est une maladie qui évolue par poussées successives : durant la préadolescence, la scoliose d'un enfant peut s'aggraver de 10° en une nuit. Elle touche essentiellement les filles.

Bien que la médecine en soit réduite aux conjectures[131] quant à l'origine de cette déformation -par ailleurs en nette régression

131. En médecine, on a coutume de dire que « la scoliose idiopathique a son génie propre ».

pour des raisons non identifiées-, elle propose un protocole de traitement particulièrement contraignant. En toile de fond de l'explication proposée et des traitements qui en découlent, on retrouve l'éternelle et supposée inaptitude à résister à la pesanteur[132].

En orthopédie, la gravité de la scoliose est évaluée de manière subjective par l'œil et la mesure de la gibbosité (bosse). Mais la seule manière objective d'évaluer, de quantifier est la radiographie. C'est ce qu'on appelle le calcul des angles de COBB. On sait bien que cette mesure est contestable : elle reflète en deux dimensions ce qui se passe, en réalité, en trois dimensions. Mais faute de mieux, tout va être décidé en fonction des angles de COBB.

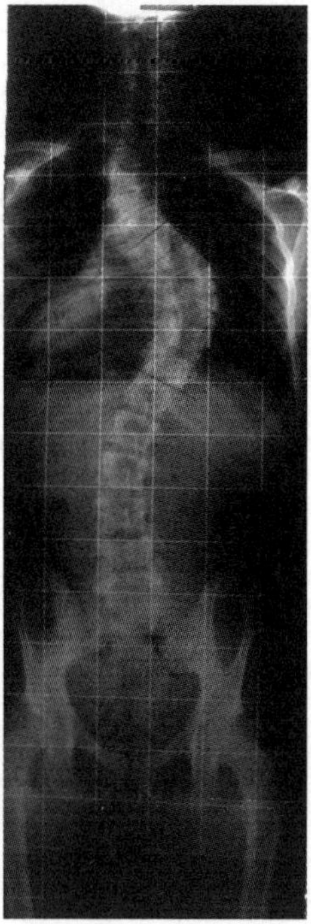

De 0 à 20°, on explique aux parents que c'est grave, mais... on ne fait rien. Pourquoi ? Parce que les études de séries de cas qui ont été menées sur l'impact de la rééducation classique, ont toutes confirmé l'absence de résultats positifs objectivables. Et, en dehors de la kinésithérapie, à ce stade on ne connaît rien d'autre. Alors, on ne fait rien. Quand l'orthopédiste ou le généraliste prescrit de la rééducation, ce n'est que pour ne pas avoir l'air de rester les bras ballants face aux parents. Autant le savoir.

De 20 à 50° les orthopédistes proposent un corset.

132. En témoignent les tractions réalisées pendant des mois en position couchée, ainsi que les corsets, lesquels relèvent du raisonnement qui préside à la pose des tuteurs en arboriculture.

Le nombre d'heures de port par jour est variable d'un chirurgien à l'autre mais, ce qu'il faut retenir c'est que, à partir du moment où l'on commence avec les corsets, il va falloir continuer jusqu'à la fin de la croissance osseuse (vers 17 ans). C'est différemment bien vécu par les enfants. Par ailleurs, la décalcification, que provoque inévitablement les corsets, compromet l'étape suivante.

À partir de 50°, il n'est pas un orthopédiste qui ne propose l'intervention chirurgicale. Celle-ci est lourde. Elle consiste à réaliser une véritable fusion vertébrale. Pour la consolider on pose des tiges (Cotrel et Dubousset) le long de la colonne. Si la bosse n'est pas assez réduite[133], le chirurgien est amené à faire un geste complémentaire : couper les segments de côtes à ce niveau[134].

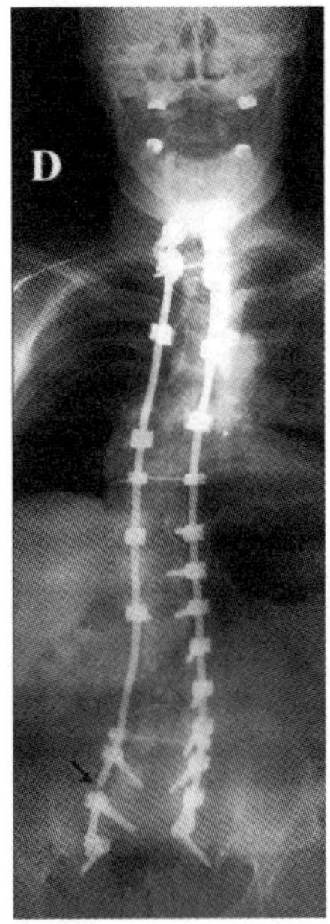

La chirurgie est considérée par les orthopédistes comme un constat d'échec puisqu'il s'agit de transformer une colonne vertébrale flexible en une tige rigide.

Pour Mézières, les objections sont nombreuses, et sa position très mal ressentie :

- tout d'abord, elle s'inscrit en faux par rapport aux origines présumées de cette déformation. Pour elle, il s'agit d'un emballement du phénomène de raccourcissement des chaînes, dû aux premières décharges hormonales dans le sang durant la période prépubertaire.

---

133. Et c'est cette gibbosité qui pose problème à l'enfant et à la famille car elle se voit, à partir d'un certain stade, même habillé.

134. Techniques de Manning ou de Schollner.

- Elle indique qu'elle soigne des scoliotiques très graves et âgés, et que les troubles fonctionnels sont une fable inventée par les industriels qui fabriquent les tiges.

- Elle prétend que les corsets ne servent à rien[135]. Elle affirme dans la foulée, que le seul vrai problème que génère la scoliose est d'ordre psychologique[136]. Sur ce point, elle rejoint d'ailleurs les orthopédistes. Mais on n'ose pas le dire de peur de démobiliser l'enfant et la famille.

- Elle affirme que sa méthode est efficace et qu'il n'est jamais trop tard pour redresser un scoliotique. Cette dernière affirmation fait bondir les orthopédistes pour lesquels la scoliose est dite « fixée » à la fin de la croissance osseuse. Pourtant, ils admettent que les courbures s'aggravent après cette date, à raison d'un degré par an en moyenne. Alors, fixée ou pas fixée ? Et si elle bouge encore, pourquoi refuser l'idée qu'une méthode, pertinente, puisse la faire bouger… dans le sens favorable ! Étrange.

Seul problème : dans un monde où rien n'est accepté s'il n'est pas prouvé, Mézières ne dispose d'aucune preuve pour étayer l'affirmation de l'efficacité de sa méthode sur les scolioses idiopathiques. Pas la moindre radio, pas même de photographies. Alors, elle avance en terrain miné.

Mais, rappelons-le, la validation des techniques est chose difficile et nécessite une logistique impensable en dehors des grandes institutions[137]. Son anticonformisme et sa position de paria institutionnelle lui interdisent ce genre de travail. Il ne lui reste que sa bonne foi. C'est peu.

---

135. Ces affirmations sont celles de Mézières et les auteurs lui en laissent l'entière responsabilité. Il faut toutefois reconnaître que les études, qui attestent de l'efficacité des corsets pour réduire les courbures scoliotiques, sont peu nombreuses et peu convaincantes.

136. Ce qui est complètement contradictoire par rapport aux principes de la méthode : à grande déformation, grande douleur et grands troubles fonctionnels.

Que peut-on attendre raisonnablement ? Des résultats très encourageants et objectivés radiologiquement ont été obtenus par la Reconstruction Posturale. Mais pour la science, ce n'est pas suffisant. À juste titre. Tant qu'aucune étude de séries de cas n'a pas été menée, dans les règles, on ne peut pas dire dans quelle proportion cette technique est efficace, ni si elle l'est dans tous les cas.

Ce dont on est sûr, c'est qu'elle est d'application difficile sur les enfants. Ils ne comprennent pas l'enjeu, ni pourquoi ils devraient se donner du mal, se faire mal (parfois) et ne pas bouger pendant ces séances qui ne sont guère récréatives.

Ce que l'on sait, c'est que la maladie évolue par poussées successives et que pendant ces poussées on peut perdre du terrain, alors même que l'enfant participe et que le thérapeute fait bien son travail.

Ce que l'on sait, c'est que, sans un vrai travail d'équipe (enfant, parents, médecin, kiné), ce traitement est voué à l'échec.

Ce que l'on sait c'est qu'une fois opérés, les enfants scoliotiques ne doivent plus faire ce genre de rééducation.

AUTRES SPÉCIALITÉS MÉDICALES

Du fait que tout se tient dans l'organisme et que toute action sur les chaînes musculaires et le système nerveux sympathique entraîne des répercussions à distance, la méthode obtient des résultats dans des domaines très éloignés du système osseux ou musculaire.

---

137. *Le feu vert du comité d'éthique a été obtenu en mars 2005, pour un protocole d'expérimentation randomisée contrôlée au CHU de Strasbourg, après... cinq ans de négociations. Cette étude doit durer quatorze années. Les enfants devront attendre tout ce temps avant que les médecins qui voudront adresser des scolioses graves aux reconstructeurs, puissent le faire sans encourir des poursuites. En effet, tant que la Reconstruction Posturale n'est pas reconnue efficace dans les soins d'une scoliose grave, le médecin n'est pas censé la prescrire.*

Douleurs mammaires

En gynécologie par exemple, certaines femmes viennent consulter pour des douleurs mammaires. Elles sont envoyées par les radiologues lorsqu'ils ne décèlent rien d'anormal à l'imagerie médicale. On reconnaît à présent que ces douleurs ne sont pas toujours d'origine psychologique. C'est la colonne vertébrale qui souffre et il faut localiser l'étage atteint : si les nerfs qui innervent le sein sont gênés par la malposition vertébrale au niveau de leur émergence, il est possible que la méthode soit efficace. Car ce n'est pas au niveau de la colonne qu'on va sentir la douleur, c'est au niveau du sein ; et si cela dure quelques années sans être dépisté, donc traité, il n'est pas absurde de penser que cette gêne débouche, à terme, sur une lésion qu'il faudra alors opérer.

Bien que cela ne soit pas prouvé, il existe de bonnes raisons de penser qu'un trouble fonctionnel puisse déboucher, à la longue, sur une atteinte organique.

Troubles cardiaques

Les patients ne viennent pas forcément pour soigner le trouble qui s'améliorera par la suite, lors du traitement. On cite le cas d'un sujet venu pour une coxarthrose (arthrose de la hanche) et qui indique incidemment des douleurs pré-cordiales (point au cœur). On s'est rendu compte au bout d'un certain temps que non seulement les symptômes de la coxarthrose s'amélioraient - on s'y attendait - mais aussi que le patient consommait moins de trinitrine (médicament à prendre en cas de douleurs angineuses). Ainsi en cardiologie, il arrive qu'on puisse diminuer les spasmes coronaires simplement en restaurant la forme de l'habitacle du cœur, la cage thoracique. Dans ce domaine, comme dans de nombreux autres, il serait souhaitable que soient menées des études pour objectiver ces résultats ou… les absences de résultats.

De la surdité aux hémorroïdes

De façon inconstante, on a noté aussi diverses améliorations dans le domaine **ORL** : surdité, vertiges, bourdonnements d'oreille. En **ophtalmologie**, en cas de myopie, de perte de champ visuel... Dans le **domaine digestif** : constipation et autres troubles du transit, colites spasmodiques et pseudo-appendicites, reflux de l'estomac dans le duodénum. Peuvent être améliorés aussi les problèmes de circulation, telles que varices, hémorroïdes, hypertension artérielle[138], jambes lourdes et froideur des extrémités, voire parfois artérite. On cite encore les troubles d'origine neurologique, migraines et maux de tête, douleurs sciatiques et sciatiques paralysantes, douleurs crurales (la « sciatique du devant de la cuisse », innervé par le nerf crural), les névralgies faciales, les douleurs de l'épaule et du bras, des voies génitales, chez l'homme comme chez la femme. Certains troubles du sommeil connaissent aussi une amélioration.

On pourrait même favoriser la récupération dans certaines hémiplégies, améliorer des séquelles de poliomyélite.

L'entretien du corps

La méthode Mézières a fait ses preuves en tant que rééducation fonctionnelle. Est-elle indiquée pour ceux qui, sans problèmes particuliers, doivent ou souhaitent garder la forme ? Peut-elle être préventive ?

Après quelques mois de traitement et quand ils vont bien, les patients disent souvent : « C'est une drogue ! Je vais bien, mais je ne veux pas arrêter ! » Réaction classique - et compréhensible - pour le praticien.

Dès lors que l'on admet le postulat de base : « Ce qui est beau fonctionne bien », force est de constater qu'il n'est pas un seul être

138. *Celle-ci doit être impérativement signalée au thérapeute avant la première séance.*

humain qui soit totalement beau. Et, plus on le laisse s'éloigner de sa morphologie normale, plus il se rapproche de la pathologie. Si l'on ne prend pas les devants, à l'évidence il va finir par souffrir un jour, voire atteindre le stade des lésions organiques pour lesquelles on n'est pas sûr de pouvoir faire quelque chose.

Cette technique, en tant que méthode d'entretien, peut donc constituer une sorte de garant. La souplesse est conservée, la fonction est maintenue. Si l'on ajoute à sa pratique une marche quotidienne, on peut espérer conserver son appareil locomoteur et son système nerveux végétatif en bon état.

UNE ÉNUMÉRATION INCOMPLÈTE

Malgré un tel éventail, cette liste n'est pas exhaustive, essentiellement pour la raison suivante : jusqu'en 1992, la méthode était restée relativement marginale et, à de rares exceptions près, ne se pratiquait que dans le secteur privé. Aucune étude systématique, ni aucune exploration dans des domaines pathologiques inusités n'ont été menées. Pour y remédier, il fallait obtenir une reconnaissance de l'Université, ce qui n'était pas possible du fait... de l'absence d'études crédibles.

Ce cercle vicieux a été rompu en 1992 à Strasbourg par l'université Louis Pasteur[139] lorsqu'il a été possible d'y d'entreprendre des études de séries de cas avec des moyens appréciables.

Au fil du temps, ces expérimentations sont devenues une sorte de passage obligé pour toutes les technologies médicales. C'est ce qu'on appelle la validation. Les protocoles d'étude sont extrêmement stricts, contrôlés. Si ces études ne sont pas des garanties à cent pour cent contre les charlatans, leur absence est, à coup sûr, suspecte.

---

139. 1992 : création d'un D.U. de Reconstruction Posturale®, sur trois années d'études, réservé aux kinésithérapeutes diplômés d'État.

Avant de pouvoir affirmer, par exemple, que cette méthode est efficace sur les syndromes du canal carpien[140], il faut au préalable le prouver. Pour cela, on n'a encore rien trouvé de plus incontestable que les études de séries de cas. On parle d'études randomisées[141] contrôlées[142]. Il est bien rare que de telles études puissent être réalisées en dehors des CHU, tant la logistique est lourde.

C'est l'une des raisons qui a fait que l'enseignement de la Reconstruction Posturale a intégré l'Université. Les possibilités qui se sont ainsi ouvertes vont probablement sauver le message scientifique de Françoise Mézières.

De nombreuses études contrôlées sont à présent en cours de réalisation.

Pourtant, il paraît certain que Françoise Mézières n'aurait pas cautionné une telle évolution. Son anticonformisme et son acrimonie à l'égard des médecins l'en auraient empêchée.

APRÈS LA MÉDECINE, L'ESTHÉTIQUE

À la précédente liste de troubles, on peut ajouter les répercussions, au niveau du corps, de certaines affections psychosomatiques et enfin, dans le domaine esthétique, une amélioration de la cellulite et de la culotte de cheval, des seins, du ventre - s'il n'y a pas d'excès de poids - de la bosse de bison, du tassement qui se produit avec l'âge...

---

140. *Petit tunnel au niveau du poignet dans lequel passent des éléments nobles. Quand il se resserre, cela provoque des troubles à type de fourmillements, troubles de la sensibilité, faiblesse musculaire. Seule la chirurgie était réputée régler le problème. À l'heure actuelle, on pense que la Reconstruction Posturale représente une arme efficace.*

141. *Randomisées : les patients sont tirés au hasard pour faire partie du groupe traité ou du groupe témoin.*

142. *Contrôlées : l'analyse des résultats est faite par des spécialistes, étrangers à l'étude.*

La mariée est-elle trop belle ?

« Discute tes limites et, à coup sûr, elles deviennent tiennes »

Richard Bach

Françoise Mézières refuse de se fixer des limites, de clôturer le champ d'applications de sa méthode. La matière est tellement récente et les horizons tellement vastes !

Elle s'attaque à toutes les pathologies, toutes les malformations, même très anciennes, avec la patience d'un moustique qui s'attaque à une barre de fer. Il n'y a pas grand-chose qui la fasse reculer ou baisser les bras. Elle ne soigne pas les patients qui sont en cours de chimiothérapie ou en état infectieux généralisé. C'est à peu près tout.

Une très vieille dame, atteinte de sclérose en plaques, et qui avait été soignée par elle dans les premiers temps de la méthode, raconte qu'elle lui aurait dit un jour : « *Ou je vous guéris, ou je ne m'appelle plus Mézières* ».

Tout est là !

Pourtant, en médecine, les panacées n'existent pas. Et, en dépit du magnifique acharnement de son inventeur, cette méthode n'en est pas une.

Ainsi, il est des cas que l'on peut qualifier de limites. Réussira ? Réussira pas ? Voici quelques exemples :

L'asthme. Il fait partie de ces pathologies frontières. Le caractère héréditaire de cette affection et la présence de facteurs allergisants, rendent les résultats aléatoires. Mais visiblement, certains patients s'en trouvent suffisamment améliorés au point de pouvoir diminuer leur consommation médicamenteuse.

La coxarthrose. Elle relève incontestablement de la chirurgie quand elle est secondaire (consécutive à un accident, à une infection ou à un processus évolutif) ou quand il s'agit d'une malformation congénitale. Quand elle est primitive ou idiopathique (la médecine classique ne sait pas à quoi elle est due), on doit arriver, tant que la hanche n'est pas soudée, à l'améliorer.

Mais certaines de ces coxarthroses sont très douloureuses, difficiles à supporter - non pas la séance, mais la maladie elle-même. Si bien que parfois, même si l'on gagne du terrain, les gens souffrent tellement qu'on leur conseille de se faire opérer. Mais il faut savoir qu'il s'agit d'une bonne opération. La technique est très au point et les échecs sont rares. Dans la mesure où la personne souffre beaucoup et n'est pas trop jeune (plus de 65 ans), il ne faut pas rejeter la chirurgie. Ceci d'autant plus que le traitement rééducatif reste possible après l'intervention.

Il va de soi qu'on ne peut pas espérer de résultats dès lors que la hanche est complètement soudée. De même, il est impossible d'améliorer un système digestif lorsque des lésions organiques ont été constituées, que ces lésions soient ou non le fruit d'une rétraction de la chaîne postérieure et de ses conséquences.

Les échecs

Ils peuvent avoir plusieurs causes. Il arrive que l'indication soit mal posée : on ne peut pas avoir de résultat sur un rhumatisme d'origine infectieuse ou cancéreuse. Le kinésithérapeute ne sait pas tout et n'est pas formé au diagnostic et donc, il attache beaucoup d'importance à la qualité de ses correspondants médicaux.

Ensuite, cette méthode ne doit pas être considérée comme une panacée. Cela a déjà été dit, mais il n'est pas inutile de le répéter. Les résultats, s'ils sont parfois spectaculaires, n'ont rien de miraculeux : on ne peut soigner avec succès que ce qu'on comprend bien. Il en est de même pour l'appareil locomoteur. Mézières a fait faire un pas de géant à la kinésithérapie grâce à une meilleure compréhension des mécanismes corporels. Sans elle, la surannée gymnastique abdominaux-dorsaux-quadriceps serait encore l'option unique de toute la profession. Et la cause en serait l'ignorance.

Pour autant, peut-on dire qu'elle a tout compris et que tout est juste ? Certainement pas. Et les lacunes restantes sont probablement responsables d'une bonne part des échecs observés.

Mais de toutes les causes d'échec, le manque de motivation du patient est la plus imparable. Le pilote, si talentueux soit-il, ne peut se substituer au moteur.

Quant au déficit de formation du thérapeute, il est inexcusable.

FAILLES ET INEXACTITUDES

Si l'ensemble de l'œuvre de Françoise Mézières est frappé au coin du bon sens, certains concepts méritent d'être reconsidérés.

Ainsi, l'origine des douleurs de l'appareil locomoteur proposée par Françoise Mézières apparaît infondée.

Deux exemples :

- On sait depuis longtemps que l'on peut souffrir le martyre avec des radios normales, ou avoir des radios catastrophiques mais n'avoir aucune douleur. En médecine, on dit qu'il n'y a pas de corrélation entre douleur et imagerie médicale. Quid des déformations ? Dans les lombalgies, pathologie fréquente s'il en est, aucune corrélation n'a jamais pu être établie entre les douleurs et les dysmorphies. La douleur n'est donc pas, comme l'affirme Mézières, proportionnelle à la déformation[143].

- Autre exemple : les patients atteints de scoliose idiopathique, l'archétype de la déformation vertébrale dans le référentiel de Mézières, ne présentent pourtant ni plus ni moins de douleurs vertébrales que le reste de la population. Les enfants qui développent une scoliose auraient même tendance, selon plusieurs études, à souffrir moins que leurs condisciples.

---

143. *Par contre, après plusieurs années de déformation d'une zone corporelle, l'apparition d'inflammations est fréquente et provoque des douleurs bien réelles.*

La méthode élaborée par Françoise Mézières vise à restaurer la morphologie normale et, pour ce faire, propose, comme moyen thérapeutique, un ensemble de postures correctrices d'étirement. Le thérapeute postule que, parce que maintenues longtemps (plusieurs minutes par semaine), ces postures actives ou passives vont déboucher sur un gain durable de longueur musculaire. Cette démarche thérapeutique est sous-tendue par une vision plastique du corps humain en général, et de la correction morphologique en particulier. Cette conception plastique s'inspire du fluage, utilisé dans l'industrie des macropolymères. Mais il convient d'indiquer que le postulat du raccourcissement des chaînes a été contesté très tôt par des scientifiques de haut niveau. Et il semble bien qu'ils aient raison.

Or, il s'agit là du fondement de la méthode Mézières : selon les spécialistes, les muscles du rachis ne peuvent s'enraidir. De plus, il serait impossible de les étirer sur le vivant. Il faut en conclure que les résultats, incontestables, sont dus à autre chose qu'à l'étirement que Mézières prétend leur faire subir. Autrement dit, Mézières fait une chose, juste, et en donne des explications fausses.

Ainsi des compensations : Mézières les assimile à des points de fuite qui rendent la posture inefficace. Et pourtant bien des postures qu'elle a inventées comportent ces points de fuite et... n'en sont pas moins efficaces. Lorsqu'on le lui fait remarquer, elle rétorque : « *Vous avez raison. Et pourtant ça marche.* »

RIEN DE SEMBLABLE

On ne peut qu'être frappé par l'univers qui sépare la pratique de la méthode Mézières de tout ce qui se faisait à l'époque et... qui se fait encore.

Tout, absolument tout, est différent dans cette pratique.

Là où les autres voient une faiblesse et proposent du renforcement musculaire, Mézières ne voit qu'excès de force et cherche à étirer.

Là où les autres cherchent à stimuler, elle lénifie.

Elle ne cautionne pas les étirements classiques car ils visent les articulations. Pour elle, on l'a vu, les articulations enraidies sont les victimes de la raideur musculaire.

Elle rejette les morphotypes. Elle les perçoit comme des variations dysmorphiques plus fréquentes que les autres, mais tout aussi anormales.

Là où la kinésithérapie cherche à être la plus analytique possible, elle se revendique intégrale et refuse le saucissonnage.

Elle relègue les petits chromes des plateaux techniques au rayon des gadgets, et les remplace par une thérapie manuelle, strictement manuelle.

Elle remplace les protocoles thérapeutiques pré-établis de la kinésithérapie par un « je regarde » déroutant et qui pourrait apparaître bien éthéré si les résultats n'étaient au rendez-vous.

LE TEMPS QUI PASSE

Tout est différent : le silence, l'absence de matériel, la méticulosité qui confine à la maniaquerie, l'observation qui souvent prend des aspects de contemplation, l'absence de recettes par pathologie et surtout, une autre manière d'appréhender le temps qui passe.

Même si Françoise n'a gardé que très peu de souvenirs de l'Indochine, il n'est pas impossible que ce soit au contact de sa nounou et du monde asiatique qu'elle ait acquis cette immense patience, ce sens de l'observation extraordinairement poussé, le goût de la contemplation et, surtout, une conception très particulière du temps qu'elle va garder toute sa vie : pour elle, le temps n'existe pas ; il y a ce qui se passe sur le moment... et qui peut durer des heures, rien d'autre.

Beaucoup plus tard, quand elle enseignera sa méthode, ses élèves en feront fréquemment l'expérience. Lorsqu'elle commençait une séance, elle pouvait y être encore deux heures plus tard parce qu'elle s'appesantissait sur tel petit détail qui l'intéressait beaucoup et qu'elle regardait évoluer ! Il n'y avait pas de limite. Et si elle sentait les spectateurs s'impatienter, quand le brouhaha augmentait, il lui arrivait de s'interrompre, comme si on la tirait d'une méditation : "*Mais je n'oblige personne à rester, c'est une méthode pour les contemplatifs !* ", et elle reprenait son observation sans plus se soucier le moins de monde de ce qui l'entourait.

Pendant ses conférences aussi, il était évident que le temps ne s'écoulait pas de la même manière pour le public et pour cette oratrice exceptionnelle à la voix d'outre-tombe.

Une voix qui, malgré sa séduction, n'empêchera pas ses auditeurs de perdre le fil quand, emportée par son sujet, elle ne verra pas l'heure passer lors de ses conférences à la Sorbonne ou ailleurs. Dans les amphis bourrés à craquer, on entendait une mouche voler, au début parce que les publics étaient captivés par ses exposés ;

puis, au bout de quatre heures[144], parce qu'ils s'endormaient en silence...

Mais aucun auditeur, retenu par un magnétisme, un charisme hors du commun, ne se serait levé pour sortir...

MÊME LE MASSAGE

Des massages sont souvent intégrés, surtout en début et fin de séances. On pourrait se dire que sur ce chapitre, au moins, Mézières a une pratique normale. Eh bien non !

La théorie particulière de Françoise Mézières sur le massage va, une fois de plus, à l'encontre des idées reçues.

Classiquement, en présence d'un œdème (gonflement d'un tissu par infiltration de liquide), on masse la région dans le sens centripète : de la périphérie vers le centre, en direction du cœur, pour essayer de faire retourner le liquide dans la circulation sanguine. Pour Françoise Mézières, le massage doit s'effectuer dans l'autre sens. Ce n'est pas (seulement) par esprit de contradiction qu'elle l'affirme mais, comme toujours chez elle, cette théorie découle d'une observation originale.

Le point de départ remonte à l'époque où elle montait encore à cheval. Un jour où elle se promène, accompagnée d'un palefrenier, elle le voit se pencher et regarder les pattes de son cheval :

- Que regardez-vous ? lui demande-t-elle
- Hier, il avait le genou enflé, mais ça va mieux, elle descend.
- Comment cela, elle descend ?
- Oui, la boule, l'enflure, est en train de descendre !
- Mais il faudrait au contraire que cet œdème remonte !
- Non, non, il faut qu'il descende !
- Et alors, quand il arrive dans le sabot, que se passe-t-il ?
- Eh bien, il passe alors dans le sol et c'est fini.

---

144. Françoise Mézières parlait toujours sans notes.

Le pauvre homme ! pense alors Françoise Mézières, quelle absence totale de culture élémentaire. Il raconte n'importe quoi ! Mais une force étrange la pousse, dès le lendemain, à aller vérifier où en est ce fameux œdème et en suit l'évolution jusqu'à ce qu'il parvienne au niveau du sabot et... « disparaisse dans le sol ».

Certes, il ne s'est pas volatilisé, mais il est descendu et, arrivé à l'extrémité du membre, il a disparu.

Conclusion de Françoise Mézières : il faut réviser notre théorie du massage. Si le liquide infiltré doit bien réintégrer la circulation générale, cela ne peut pas se faire n'importe où. Probablement n'est-ce possible qu'à l'extrémité du réseau sanguin, au niveau des petits vaisseaux capillaires dont les parois sont poreuses, ce qui autorise les échanges gazeux.

Quand on veut hâter la disparition d'un œdème, il faut donc masser vers l'extrémité.

Par extension tous les massages qu'elle pratique, elle les fait dans le sens centrifuge : du centre vers la périphérie et du haut vers le bas. Son argumentation ultime : « *Allez donc caresser un chien à rebrousse-poil !* »

Ces massages sont parfois profonds (il est arrivé de la voir utiliser ses coudes) mais, le plus souvent, ils ont très superficiels, comme des caresses. C'est à peine si elle touche.

LES DÉFORMATIONS PARTENT DU HAUT

Ceci parce que les déformations partent du haut du corps et s'étendent ensuite en direction des pieds. Pour illustrer ce phénomène, elle fait appel, une fois de plus, au monde animal : quand on observe un poney qui se lève, on voit qu'il lance d'abord la tête. Tout le reste du corps suit. Il en est de même de la marche du pigeon. Et même pour nous : lorsque nous tournons au coin d'une rue, c'est d'abord la tête qui tourne. Les déformations suivent le même modus operandi. C'est donc par le haut qu'il faut les prendre. On parle de construction crânio-caudale.

Une conséquence non négligeable de cette conception est le regard qu'elle porte sur les inégalités de longueur des membres inférieurs : classiquement, quand quelqu'un souffre du dos, l'un des premiers gestes du rééducateur est de vérifier que les membres inférieurs sont de longueur identique. En cas de différence, on décrète que ces douleurs viennent de cette asymétrie et on la corrige par une talonnette.

Mézières s'inscrit en faux. Les différences de longueur ne sont qu'apparentes[145]. Elle le prouve en montant les jambes. Une fois à la verticale, les longueurs s'égalisent, voire même s'inversent. Ceci vient d'une malposition du bassin, laquelle est liée au raccourcissement musculaire asymétrique. En remontant la chaîne des compensations, il n'est pas rare qu'on en trouve l'origine près de la nuque.

On peut comprendre que, dans ce cas, le port d'une talonnette fixe la déformation.

A-t-elle raison et tous les autres ont-ils tort ?

Pour elle, la preuve par 9, ce qui départage deux théories opposées, ce sont les résultats. Et les résultats obtenus par Mézières sont incomparables : un travail bien conduit sur le bloc supérieur provoque une égalisation progressive de la longueur des membres inférieurs.

LA RESPONSABILISATION

La kinésithérapie est encore classée dans les professions paramédicales et, globalement, les praticiens se sont fondus dans ce rôle de subalterne. Ceci est particulièrement vrai en France, pays où le paysage médical est encore très aristocratique.

Quand, arrivant au bout d'une prescription, les symptômes sont toujours présents, la tentation est forte de botter en touche en renvoyant le patient chez son docteur. À lui de trouver une solution.

---

145. Elle dit n'avoir vu, dans toute sa carrière, que trois cas d'inégalités vraies.

De cette manière, les kinésithérapeutes entérinent de fait, le rôle d'auxiliaire qui leur est attribué.

Avec Mézières, cette sortie de secours se fait sans gloire. Elle dit : « *Nous n'avons pas droit à l'échec.* » Cette responsabilisation sans concessions, qui est le propre d'une profession devenue adulte, n'est pourtant pas du goût de tous.

Implication du praticien, certes. Mais aussi implication du patient : nous vivons à une époque où la santé est perçue comme un dû. Quand je suis malade, j'ai le droit d'être guéri et de l'être gratuitement et sans effort. Ainsi, certains patients s'allongent et attendent que le kinésithérapeute leur « fasse des trucs », qu'il les guérisse. Il doit se débrouiller pour que ça aille mieux !

Nous en sommes les témoins quotidiens : chez le dentiste, le chirurgien, l'ostéopathe, le podologue. Partout. Même les médecins se plaignent de ce qu'un médicament, pour avoir une chance d'être efficace, doit être de posologie simple. S'il faut le prendre plusieurs fois par jour, à des heures précises et si, en plus, il est nécessaire de modifier des habitudes alimentaires, il ne sera pas pris, et l'on remettra en cause les compétences du médecin.

Et ne parlons même pas d'un médicament qui serait mal remboursé : il ne pourra guère qu'encombrer les tiroirs des pharmaciens.

Avec Mézières, rien de tout cela. Elle est de la vieille école. Elle a commencé à exercer avant que cette chose magnifique qu'est la Sécurité sociale[146] ne fasse son apparition, avec son cortège d'effets pervers.

Pour elle, le thérapeute est le pilote du traitement, le metteur en scène. Le patient, premier intéressé, en devient l'acteur, le moteur. Le thérapeute met son talent, sa concentration et son savoir au service de la guérison du patient, comme un pilote s'emploie à tirer les meilleures performances du moteur de sa formule 1.

---

146. Elle ne date, rappelons-le, que du lendemain de la Deuxième Guerre mondiale.

Un pilote sans moteur ne vaut guère mieux qu'un moteur sans pilote. Autrement dit, sans la participation à cent pour cent du patient, même avec le meilleur des thérapeutes, le traitement ne pourra aller qu'à l'échec.

FRANÇOISE MÉZIÈRES ET LA SÉCURITÉ SOCIALE

Quand on évoque devant elle les difficultés qu'éprouvent les jeunes praticiens à se faire honorer leurs actes si les patients ne sont pas remboursés, elle a des mots très durs : « *Je sais, les Français sont des veaux. Ils préfèrent crever remboursés que guérir de leur poche.* »

« *Bien sûr,* ajoute-t-elle, *il n'est pas juste qu'on oblige les gens à payer leur assurance sociale très cher et que, dans le même temps, on refuse de les aider à financer le traitement que nous leur dispensons et qui est souvent le seul efficace. Mais ce n'est pas nous qui faisons les lois.* »

La situation est donc difficile pour les kinésithérapeutes qui veulent se spécialiser dans cette méthode. Les séances sont longues et individuelles. Si le praticien jeune et en bonne santé peut soigner huit personnes par jour, c'est un maximum. Quant aux séances de groupe, si certaines écoles ont pu se commettre à les recommander, le présent ouvrage en dénonce l'incohérence.

La meilleure solution serait que chaque praticien fixe lui-même le montant de ses honoraires en fonction de son niveau d'expertise, et que les patients soient remboursés sur la base de l'acte moyen de kinésithérapie. Or, la profession n'a pas droit au dépassement d'honoraires et le tarif moyen de la Sécurité sociale est calculé pour des kinés dont tout le monde sait bien qu'ils soignent entre quatre et dix patients à l'heure (grâce aux plateaux techniques). Ce tarif est dérisoire pour des séances individuelles qui durent environ une heure.

Le thérapeute qui veut rester honnête n'a qu'une alternative : se déconventionner pour pouvoir pratiquer des honoraires libres, ou profiter d'une tolérance de la Sécurité sociale (mais pour combien de temps ?), le « hors nomenclature[147] ».

Cette option offre au patient la possibilité d'être remboursé sur la base de l'acte moyen, tandis qu'il paye le dépassement de sa poche. Ce n'est pas grand chose mais c'est toujours ça.

Le dépassement est légitime : dans beaucoup de pays, le manque de kinésithérapeutes se fait cruellement sentir. Les cabinets sont pleins et il faut vraiment être passionné ou imbécile pour se lancer dans une pratique qui, de l'aveu de Françoise Mézières elle-même, est « *difficile, fatigante et peu lucrative* ».

> « *Il faut faire ce que l'on aime et payer le prix qu'il convient* »
> *Jean Ferrat*

Certes, mais serait-il cohérent que les praticiens qui font ce choix respectable soient pénalisés sur le plan financier. On peut bien travailler, sans pour autant faire vœu de pauvreté.

Beaucoup de thérapeutes choisissent l'option du « hors nomenclature ».

Françoise Mézières attendait de ses élèves qu'ils se déconventionnent, arguant de ce que personne n'est obligé de signer un contrat (la convention des kinés avec la Sécurité sociale) s'il est jugé inadapté ou inique. Mais dès lors qu'il est signé, c'est un contrat comme un autre et il faut le respecter.

Fort peu se sont déconventionnés. Ils s'y sont refusés en déclarant : « Il faut que tout le monde puisse se soigner » ou « Je ne veux pas faire de la médecine de riches ».

Elle exécrait ce genre d'arguments qu'elle nommait arguties :

---

147. Hors nomenclature (HN) : catégorie d'actes faisant partie du champ de compétences du kinésithérapeute, mais qui ne figure pas dans la nomenclature des actes de la Sécurité sociale. Le praticien est donc libre de fixer le montant de ses honoraires.

« Qu'est-ce qui vous empêche de soigner gratuitement les indigents ? disait-elle. *La Sécurité sociale n'a pas toujours existé. Avant, les médecins rentraient souvent chez eux avec un fromage ou un poulet. Mais ils ne refusaient pas de soigner l'indigent. »*

Ou encore : *« Lorsque je soigne gratuitement, je considère que je suis en train de me payer mes études, ma progression. Ne vous cachez pas derrière votre petit doigt. La vérité, c'est que vous manquez de courage. Ma méthode n'est pas faite pour vous. »*

En marge du déconventionnement et du hors nomenclature, certaines pratiques apparaissent plus contestables : telles les séances raccourcies. Ceux qui les appliquent combinent ainsi la conscience d'offrir au malade la meilleure méthode et la quiétude de rester dans le système.

D'autres facturent deux ou trois actes pour une séance effectuée, ce qui est rigoureusement interdit.

Ces pratiques déviantes donnent raison à Mézières car ce qui les motive, c'est la crainte de travailler sans filet. Le manque de confiance en soi leur fait redouter qu'en l'absence de remboursement, les patients désertent. Pourquoi donc ? De toute façon, s'ils ne sont pas assez motivés, le traitement ne donnera rien. Cette méthode est destinée à ceux qui veulent vraiment s'en sortir : *« Il y a la terre entière à soigner »* disait Mézières.

Est-ce un excès d'humilité qui fait craindre à certains praticiens de n'être pas au niveau, de ne pas valoir cet argent qui est censé les honorer ?

6

FRANÇOISE MÉZIÈRES, IMPÉRATRICE DU PARADOXE

PRATICIENNE D'EXCEPTION MAIS PIÈTRE EXÉCUTRICE

Elle sent mieux que quiconque comment exécuter toutes les postures, tous les efforts qu'elle demande aux patients, mais, étonnamment, elle est incapable de les réaliser elle-même en tant que patiente !

Un simple exemple : elle fait de l'expiration un outil fondamental de sa méthode. Près de trente ans après son invention et après avoir formé des centaines de praticiens, Mézières ne s'était jamais fait posturer. Mais dans les années 1980 elle souffre. Quand elle se décide enfin à solliciter les services d'un collaborateur pour lui faire une séance, c'est un désastre. Celui-ci témoigne : "Il était très difficile d'obtenir d'elle une seule expiration correcte. Elle-même en était troublée. Au début, on pouvait croire à de la mauvaise volonté, mais elle disait : "*Vous savez, je fais vraiment tout ce que je peux...*"

Ses séances inoubliables, elle les conduisait presque sans parler. Mais cette précision des sensations, qu'elle insufflait aux patients, cette justesse dans l'exécution de manœuvres difficiles, elle était absolument incapable de les reproduire elle-même. C'est exactement le contraire de ce que les enseignants observent : les bons thérapeutes sont habituellement des gens qui se font posturer très régulièrement et qui, de plus, travaillent bien quand ils sont au tapis (comme patients). De ce fait, ils peuvent mieux sentir ce que sent le malade et sont plus à même de le guider dans ses efforts.

« *C'était énervant,* raconte ce collaborateur, *de l'entendre dans l'après-midi demander aux malades : " Soufflez encore, encore, encore... ", et le soir, de la voir faire un pauvre simulacre d'expiration. Je lui demandais : "Mais s'il vous plaît, faites au moins UNE expiration convenable", jamais je ne l'obtenais. C'était à chaque fois un vrai calvaire pour elle, car elle savait parfaitement ce qu'elle devait faire mais n'arrivait pas à le réaliser.* »

SÉLECTION PAR LE TOUCHER... ET LA POLITIQUE

À Saint-Mont, mécontente de l'enseignement dispensé, elle explique que tout commence par le recrutement des futurs praticiens : elle est d'avis que la sélection à l'entrée doit être drastique. Tout doit être passé au peigne fin : les motivations, les connaissances, les aptitudes.

« *Je n'accepterai plus des gens qui, de toute façon, ne sont pas intéressés par la kinésithérapie, pas doués et pas faits pour elle, et qui me font perdre mon temps simplement parce qu'ils ont donné de l'argent pour l'inscription. Quand mon école sera créée, ne pourra pas s'inscrire qui veut ; il y aura un entretien préalable et des tests*[148] ».

En premier lieu, le postulant devra effleurer un appareil qu'elle aura fait fabriquer et qui sera capable d'apprécier la délicatesse du toucher : si le contact est trop fort, une lumière rouge s'allumera, trahissant « les mains de plombier ».

Elle leur posera ensuite une question concernant la politique : « *Rien ne m'énerve plus que les gens qui déclarent que la politique ne les intéresse pas. La politique est une affaire importante : c'est*

---

148. *En fait, elle ne réalisera jamais l'amorce de ce qu'elle a rêvé à haute voix.*

l'eau qu'on boit et l'air qu'on respire ; ça ne peut pas nous laisser indifférent[149]*. On n'a pas le droit de ne pas voter. On peut être de gauche ou de droite, je m'en moque*[150]*. Mais laisser les autres décider de sa vie et de sa mort est irresponsable.* »

OBSERVER, C'EST COMPRENDRE

Ceux qui l'ont beaucoup fréquentée gardent un vif souvenir de son sens pénétrant de l'observation : « *Arrêtez-vous là, sur le bord de la route ; vous voyez, l'horizon est devenu sale.* » Personne ne l'avait remarqué...

Ou : « *Vous voyez, ici, la route est déformée : ce dos d'âne n'était pas là quand je suis arrivée dans ce pays : le sol travaille, la terre tremble tout le temps.* »

De cette façon, elle relève les plus infimes phénomènes, infère de leurs conséquences et, très souvent, les événements lui donnent raison.

En ce qui concerne les êtres humains, elle fait preuve d'une perspicacité qui laisse pantois. En quelques coups d'œil furtifs, elle est capable de percevoir des traits profonds de la personnalité du nouvel interlocuteur. Et pourtant, elle a montré qu'elle était capable de se laisser abuser par tel escroc, simplement parce qu'il était « bien mis » et sentait le propre, ou par tel autre parce qu'il dégageait une sensation de puissance et que la puissance la fascine...

---

149. Tous les mercredis, presque religieusement, elle achète le Canard enchaîné et se délecte des turpitudes des hommes politiques. La politique la passionne réellement, mais elle se méfie des politiciens. Aucun ne trouve grâce à ses yeux, à une ou deux exceptions près... " parce qu'ils ont beaucoup d'allure ! ". Ceux-là même qui, quelques années plus tard, défraieront la chronique avec des histoires de souliers...
150. Ses diatribes contre la droite mercantile et corrompue laissent penser qu'il s'agit là d'un vœu pieux.

Il y a des domaines où elle fait preuve d'une perspicacité pénétrante, mais d'autres où on ne peut vraiment pas la suivre.

L'APOCALYPSE

Ainsi, alors qu'elle est d'un scepticisme extraordinaire sur beaucoup de sujets, elle prend pour argent comptant les histoires fumeuses pêchées dans des bouquins de quai de gare. Tout se passe comme si cette cartésienne farouche pour tout ce qui touche à la médecine, se lâchait dans quelques autres domaines.

Pour elle, l'ésotérisme n'est rien d'autre que le calcul de la date de l'Apocalypse. Selon elle : imminente ! Une affaire sérieuse.

Quand on lui demande pourquoi elle se donne tant de mal pour une méthode qui va partir dans les scories de cette fin du monde, elle répond, comme s'il s'agissait d'une évidence, que ce n'est pas parce que tout va disparaître qu'il faut s'autoriser à ne pas faire ce que l'on sait devoir faire : « *Un poisson se demande-t-il s'il doit nager ?* »

LA DÉTERMINATION DU SEXE

Pour Mézières, la découverte de l'ADN est certes intéressante, mais elle n'est pas plus responsable de la détermination du sexe que des autres caractéristiques de l'individu. D'après elle, les facteurs déterminants sont les paramètres du choc du spermatozoïde sur l'ovule au moment de la fécondation...

Bien sûr, cela peut prêter à sourire. Mais prudence : le personnage n'est pas commun et réserve bien des surprises. Nombreux sont ceux qui l'ont écoutée, narquois et amusés, comme on écoute une petite vieille qu'on aime bien, mais qui s'en va un peu de la tête. Nombreux sont ceux aussi qui, penauds, ont réalisé, après des années que, contre toute attente, elle avait quand même raison.

Les généticiens sont perplexes devant les différences, parfois importantes, que l'on observe chez les jumeaux vrais. Ils ont pourtant des patrimoines génétiques strictement identiques.

Reuven Feuerstein, l'un des papes de la pédagogie moderne, termine souvent ses conférences par cette phrase : « L'espèce humaine est unique en ce qu'elle est la seule pour laquelle l'ADN n'a pas forcément le dernier mot. »

L'ESPRIT DE CONTRADICTION ÉRIGÉ EN SYSTÈME

Les conversations avec elle sont toujours très animées car elle résiste difficilement à la tentation de prendre le contre-pied de ce qu'affirment ses interlocuteurs. Une seconde nature. Son esprit de contradiction est systématique, parfois effrayant, et le goût de la provocation est latent, même avec ses proches.

LA CIGARETTE

Parmi les élèves qui traversent régulièrement la France pour venir la voir dans le Gers, se trouvait un garçon très appliqué, bon praticien, qui fumait beaucoup. Françoise Mézières, elle, fumait énormément. Elle fumait même pendant les séances et il n'était pas rare qu'elle balaye, d'un geste de la main, la cendre qui était tombée sur le patient.

Un jour, à la fin d'un repas, il lui offre une cigarette. Ils étaient assis l'un en face de l'autre, il lui offre du feu en lui disant : « C'est la meilleure, celle d'après le repas. » Mais cette complicité qu'il lui propose, elle ne l'accepte pas. Elle le regarde et lui dit , tout en tirant sur sa cigarette : « C'est dégueulasse de fumer. » Tandis qu'il se tait, interloqué, elle poursuit, entre deux volutes de fumée : « Il faut avoir un goût complètement frelaté pour trouver qu'une cigarette est bonne : c'est infect ! » Lui : « Oui, mais c'est quand même agréable à fumer ! » Elle : « Non, c'est infect ! » Lui : « Mais,

Mademoiselle, vous fumez pas mal vous-même ! » Elle : « Moi, c'est pour tenir debout, pas du tout parce que je trouve ça bon ! »

Ce garçon n'a plus jamais remis les pieds chez elle...

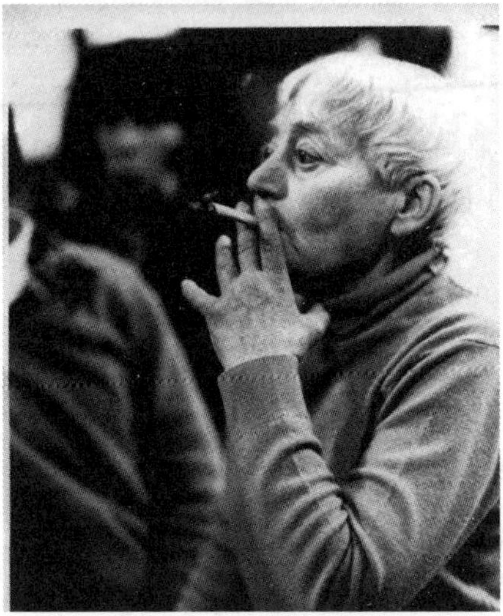

La cigarette entre les séances

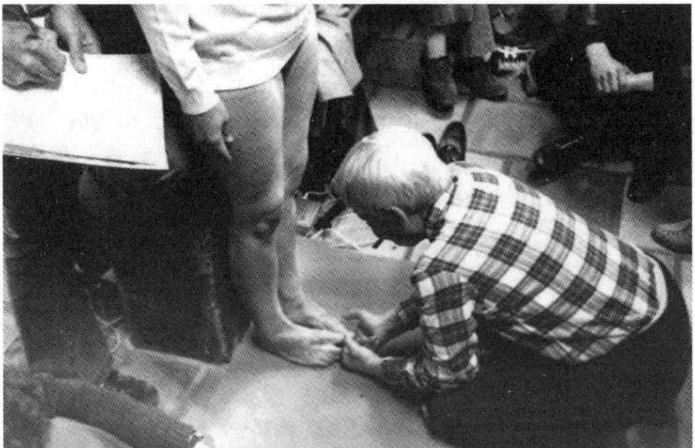

...et même au tapis

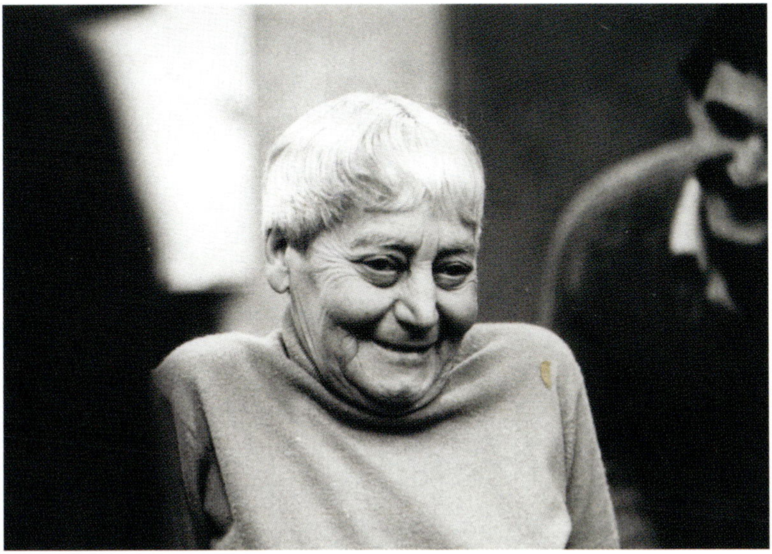

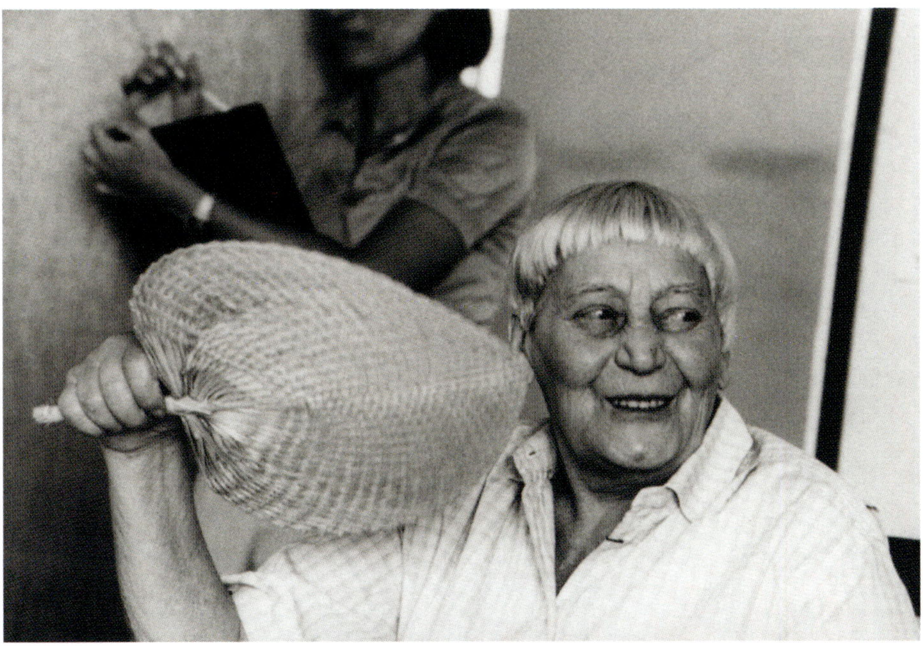

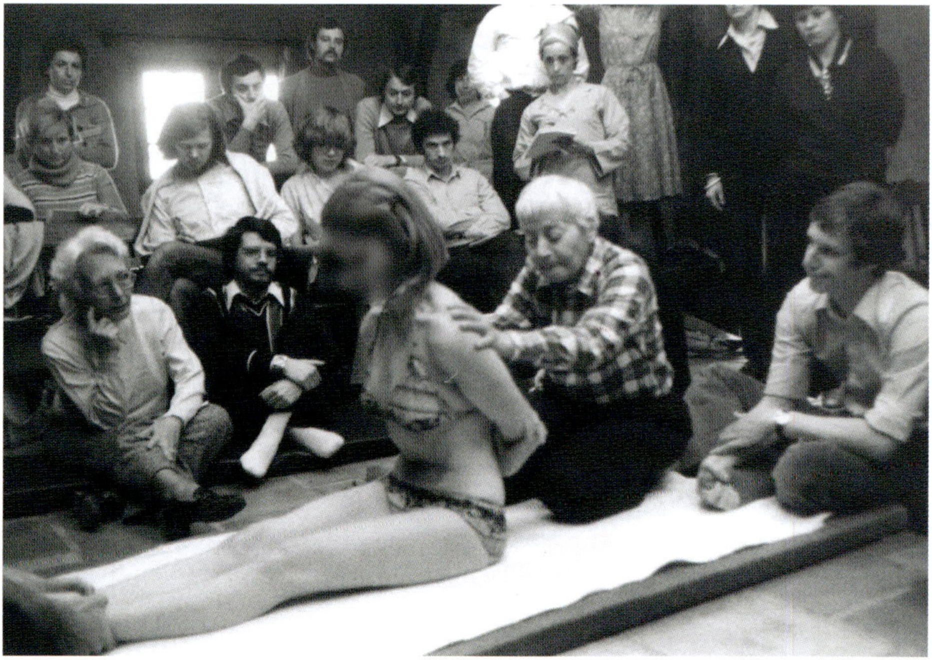

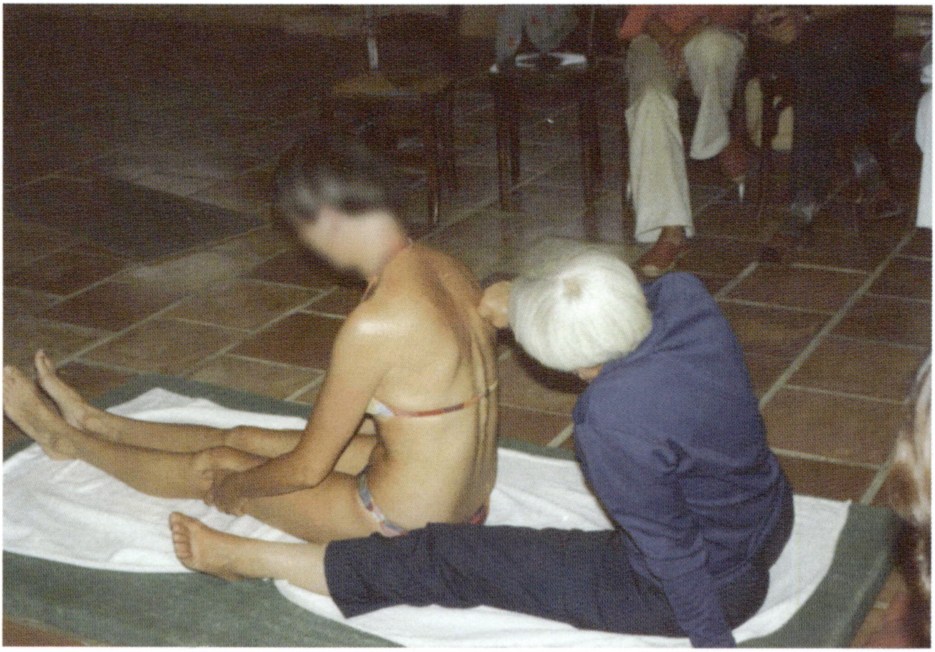

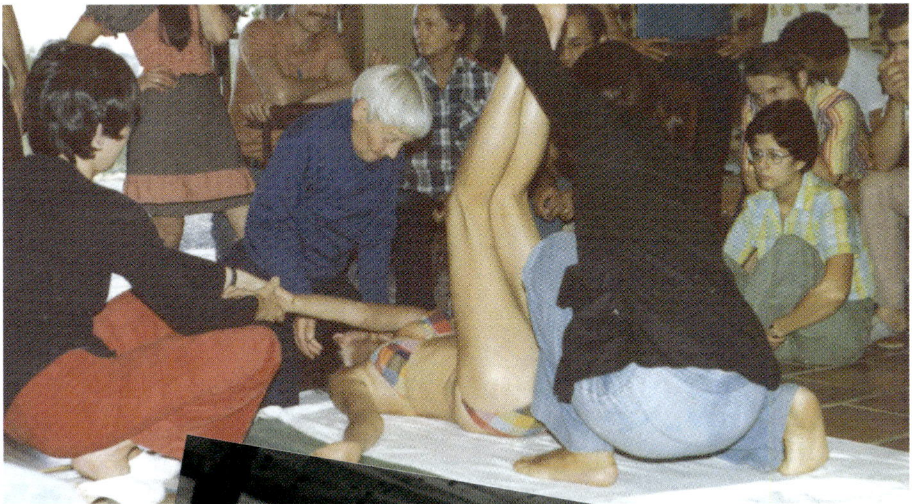

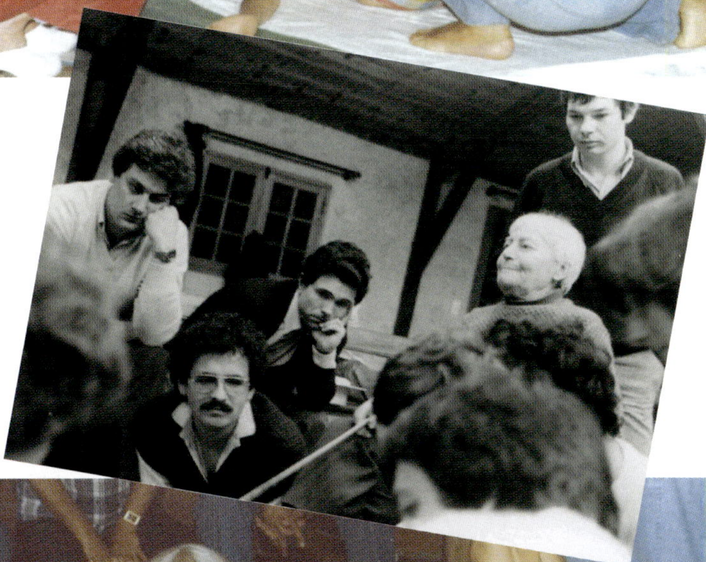

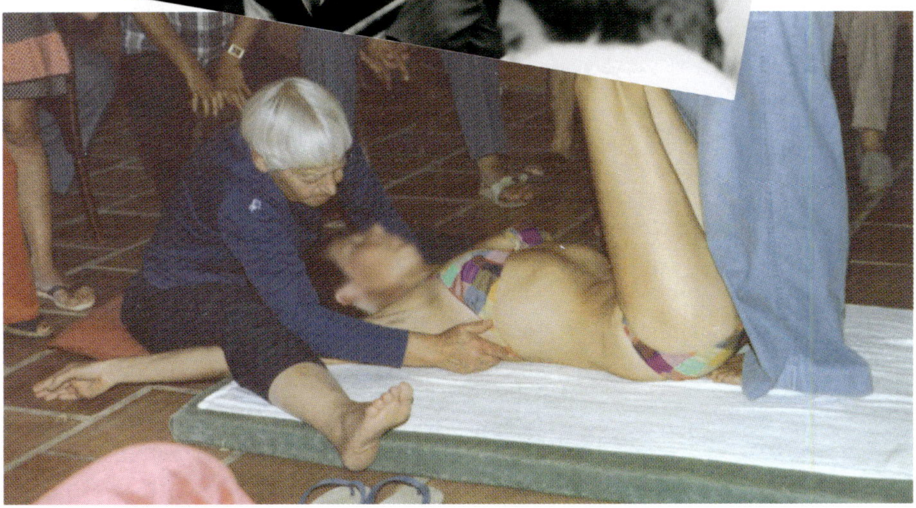

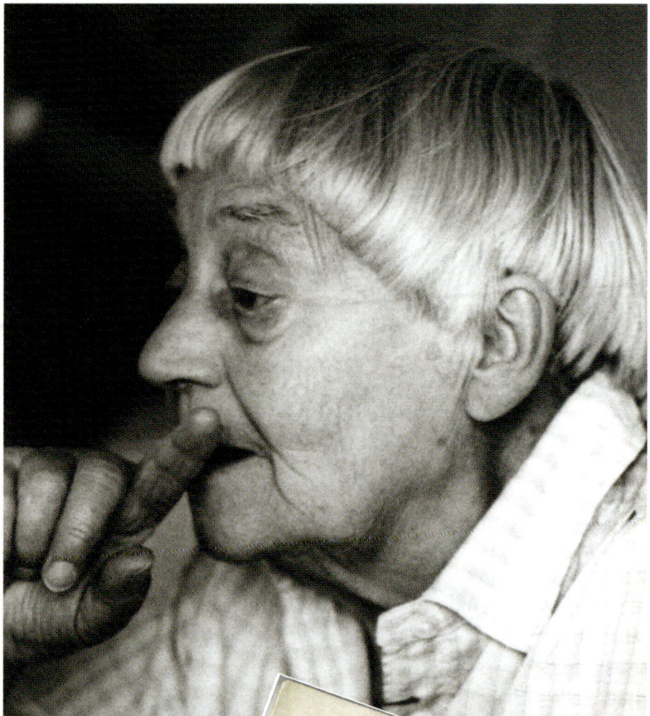

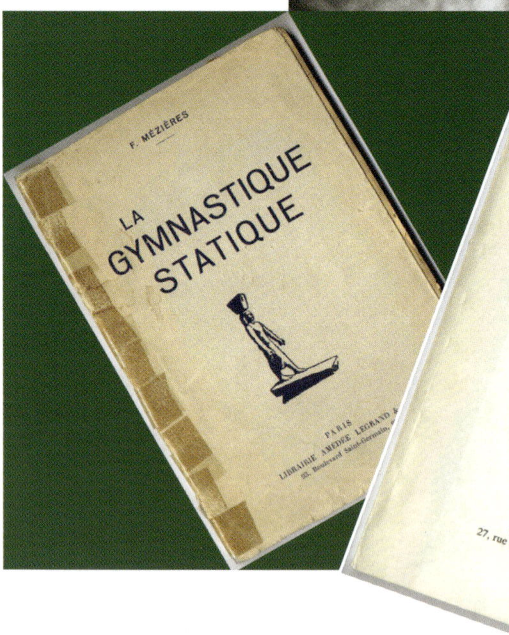
F. MÉZIÈRES
LA GYMNASTIQUE STATIQUE
PARIS
LIBRAIRIE AMEDEE LEGRAND

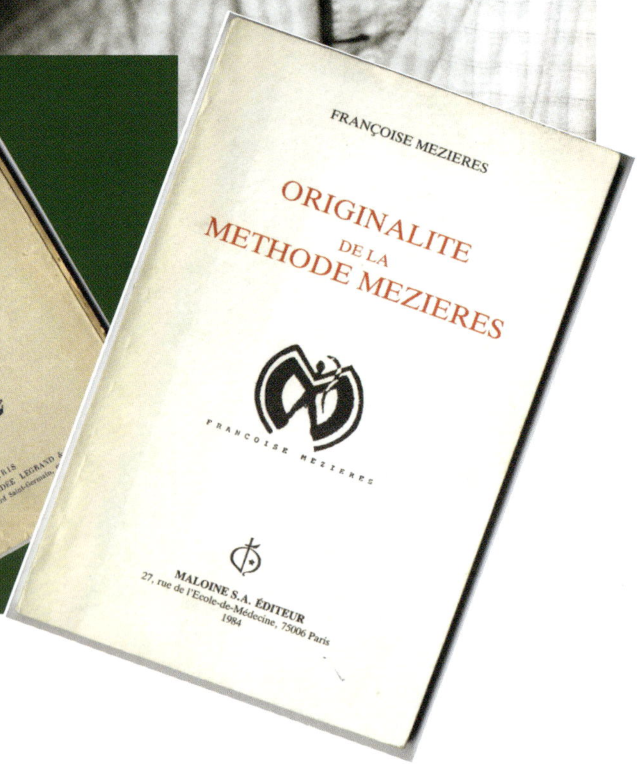
FRANÇOISE MEZIERES
ORIGINALITE DE LA METHODE MEZIERES
FRANCOISE MEZIERES
MALOINE S.A. ÉDITEUR
27, rue de l'Ecole-de-Médecine, 75006 Paris
1984

Quand ils lui conseillent de limiter sa consommation de cigarettes, ses élèves l'entendent répondre: « *Ce n'est pas le tabac qui est toxique. Ces salauds d'industriels mettent du papier contenant du goudron et c'est ce goudron qui rend malade. De mon temps, les cigarettes étaient bonnes et personne ne mourait du tabac !* »

Il est inutile de répliquer à de tels arguments !... personne n'y croit.

Mais, vingt ans après, commencent aux Etats-Unis les premiers procès des cigarettiers. C'est à ce moment-là que le grand public, horrifié, apprend que les grandes firmes ajoutent des additifs toxiques pour accélérer la dépendance.

Bien sûr, en fumant ainsi, elle est consciente qu'elle met sa vie en danger. Alors, pour freiner sa consommation, elle fait la concession de ne plus acheter ses cigarettes. Elle les roulent en argumentant que le papier est moins goudronné et que, de plus, elle fume moins car, rouler une cigarette prend du temps. Et puis, un jour elle voit une stagiaire rouler ses cigarettes avec un petit instrument. Avec ça, ça va très vite. Elle s'en procure un. Maladroite avec « le bidule », la confection de chaque cigarette lui prend un temps infini. Elle passe donc ses soirées à préparer sa collection du lendemain, tout en se lamentant de n'avoir plus de temps pour rien...

VISIONNAIRE SUR TOUTE LA LIGNE

Il est prudent de différer le moment d'affirmer que la vieille dame délire.

Ainsi, quand on lui demande si la méthode est aboutie, il lui arrive de répondre : « *Non, on fera encore des progrès. Mais après ma mort.* »

Stupeur. Mais, sur ce point-là aussi, le temps lui a donné raison.

Elle a eu tellement raison, et tellement souvent que, du coup, on temporise avant de corriger ce qui pourrait apparaître comme une faute de frappe dans un de ses articles ; on diffère le moment de rectifier ce qui a tout l'air d'être une omission ; on a des prudences matoises de Planchet dès lors qu'il est question d'apporter une retouche à l'œuvre du Maître.

UN CARACTÈRE À MILLE FACETTES

Sa dureté, son mauvais caractère n'excluent pas un fond de gaîté qui ressort par crises, aussi imprévues que ses accès de fureur. Ainsi, avec quelques élus, elle s'amuse beaucoup de tout, et parfois même du sexe.

Elle est très vieille France, y compris dans son langage - sauf lorsque le plaisir de choquer l'emporte sur le formalisme de son éducation. « *Je me souviens d'un fou rire que nous avons pris dans sa voiture, à tel point que nous avons dû nous arrêter sur le bas-côté,* raconte l'un d'eux, *après un cours où elle avait été outrée par la manière qu'avaient certains stagiaires de palper les patients : « Ils ont des mains de plombier,* dit-elle *; quand je les vois toucher, je me dis que je préfère ne pas savoir comment ils baisent ! »*.

Quand elle part d'un fou rire comme ce jour-là, elle donne à craindre pour sa santé tant c'est énorme.

Ses colères sont à la hauteur de ses passions. Leur soudaineté n'a d'égale que leur démesure. On ne comprend pas toujours ce qui, tout d'un coup, lui fait hisser le Jolly Roger et cette incertitude crée souvent un malaise. On pourrait la croire émotive, elle n'est que sanguine : à la libération de Paris, elle était dans les rues avec la population en fête. Soudain, des détonations retentissent et des gens tombent. Un tireur embusqué. Panique. On court se réfugier sur les bords de la Seine. Là, couchée face contre terre, elle prend son pouls, pendant que les balles sifflent : 50.

Elle vouvoie tout le monde, y compris et surtout les enfants et les animaux. Elle pense que les enfants sont des êtres finis mais dont l'apprentissage n'est pas terminé ; il est donc absurde et insultant de ne pas leur parler comme à des adultes. « *Nous aussi, nous nous habillerions en noir pour aller à un enterrement en Chine, alors qu'il faut être en blanc. Les enfants sont des êtres en train d'apprendre ce qui se fait et comment on le fait. Cela ne nous autorise pas à les traiter comme des débiles mentaux.* »

L'instant d'après, elle dit ne pas aimer soigner les enfants et déclare qu'il n'y a rien de plus laid qu'un nouveau-né...

Provocation ?

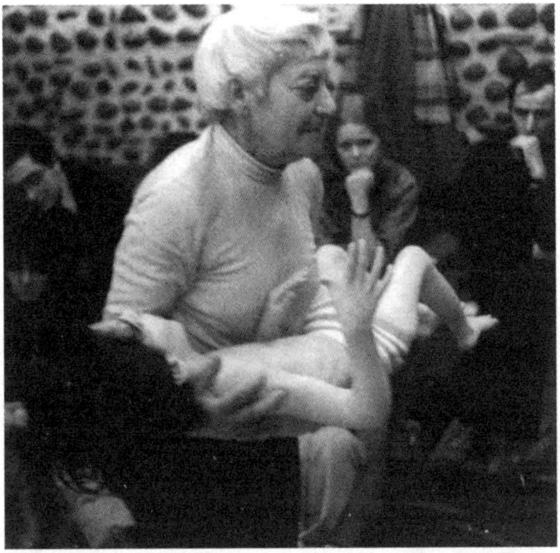

ANARCHISTE, MAIS...

Elle se dit volontiers anarchiste et stigmatise la fatuité des grands mandarins de la médecine française : « *Il est bien difficile de rester humble quand on a du galon.* »

Elle raconte volontiers l'histoire de ce journaliste du Canard enchaîné qui s'était vu, au lendemain de la Guerre, décoré de la légion d'honneur. Convoqué dans le bureau du fondateur du journal satirique pour se voir signifier son congé, il essaya de se défendre en arguant de ce qu'il n'avait pas demandé cette médaille. Il s'entendit répondre qu'il ne fallait pas la mériter.

Il est donc intéressant d'observer son comportement en 1984, lorsqu'elle est proposée au grade de chevalier de la Légion d'Honneur.

Un intellectuel français a dit : « Une médaille, cela ne se demande pas, cela ne se refuse pas, cela ne se porte pas. »

Mézières n'a pas réclamé la sienne. Mais elle ne boude pas son plaisir, ni l'honneur qui lui est fait. Elle est émue lors de la remise et porte le ruban rouge sur tous ses vêtements et son symbole sur son papier à lettres.

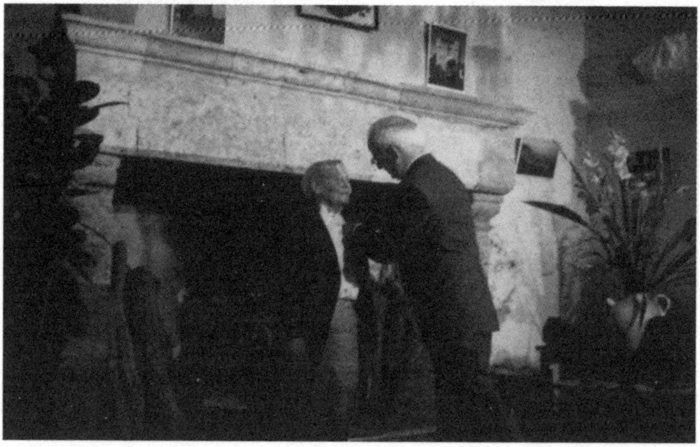

QUE RESTE-T-IL ?

THÉRAPEUTE DE GÉNIE, MAIS PIÈTRE PÉDAGOGUE

La nécessité de former un grand nombre de bons thérapeutes dans une spécialité aussi difficile, aurait nécessité des compétences pédagogiques au-dessus de la moyenne et une logistique d'enseignement rigoureuse. Malheureusement, il n'en a rien été.

Mézières est piètre pédagogue et mauvaise organisatrice.

Une anecdote est révélatrice : des années durant, elle soigne une couturière à la retraite qui souffre le martyre à cause d'une coxarthrose. Pendant des séances interminables, elle s'évertue, semaine après semaine, devant des stagiaires dubitatifs, à essayer de lui faire écarter le cinquième orteil. Pendant des heures.

Les élèves ne comprennent pas, mais n'osent pas poser la question. On redoute toujours ses foudres. Pourquoi le cinquième orteil ? Pourquoi tant d'insistance ? Elle doit avoir une bonne raison. Ce petit orteil apparaît tellement dérisoire en regard de la souffrance de cette femme et de l'urgence de la situation : il s'agit d'essayer de lui éviter une opération imminente. Face aux rares tentatives de questionnement, elle a l'air d'adopter la stratégie de Queuille qui disait : « Il n'est pas de problème qu'une absence de solution ne puisse résoudre. » Alors, un stagiaire téméraire se met en tête d'essayer de lui faire avouer son mobile occulte, son intention secrète. Elle est têtue, il le sera aussi.

Pendant des mois il revient à la charge, et à chaque fois il a droit à des « réponses-rideaux de fumée », chaque fois différentes : « *Je n'ai jamais vu de coxarthrosique qui soit capable d'écarter le petit orteil.* » Ou bien : « *Nous avons un muscle qui sert à écarter cet orteil et ce n'est pas normal d'être incapable de s'en servir.* » Quand il objecte que nous avons aussi des muscles crémastériens[151] et que ce n'est pas pour autant qu'on cherche à les faire travailler pendant les séances, il s'entend répondre : « *On a bien tort* ».

Tout se passe comme si elle ne voulait pas exprimer la vraie raison, qu'elle tenait à la garder secrète. Faux.

La vérité vraie, c'est qu'elle ne sait pas pourquoi elle le fait. Quelque chose la pousse, alors elle le fait et elle s'entête. Si ça marche, que l'intuition a été bonne, alors elle va commencer à chercher à comprendre ce qui s'est passé et comment la magie a opéré.

Les explications viendront plus tard, ou pas du tout. L'essentiel n'est-il pas que ça marche ?

Inversement, si les résultats ne sont pas au rendez-vous, ou si les « dommages collatéraux » de la manœuvre sont trop importants, elle n'hésite pas à abandonner l'affaire.

C'est une pragmatique sans état d'âme.

Elle fonctionne différemment du commun des mortels : face à quelque chose de difficile, nous avons besoin de comprendre, de rationaliser, de décortiquer. Mézières elle, laisse libre cours à son intuition, à son inventivité.

Et qu'on ne vienne pas lui parler de Descartes. Elle est bien la seule à être cartésienne, la seule à ne croire que ce qu'elle voit, et non ce qu'elle a envie de croire. : « *La France est un pays peuplé de cinquante millions de cartésiens... qui n'ont jamais lu Descartes.* »

Souvent, elle ne comprend pas le sens des questions de ses élèves en détresse.

---

151. Les muscles crémastériens sont situés au-dessus des testicules. Leur contraction les fait remonter vers le ventre.

« S'ils ne comprennent pas, pourquoi ne demandent-ils pas ? »

Quand on lui dit que les gens ont peur d'elle, elle éclate de rire en disant qu'elle n'a jamais mordu personne. Mais personne ne s'est jamais hasardé à lui expliquer que ses réponses filandreuses découragent les plus braves.

Mais, chemin faisant, elle finit par réaliser la difficulté qu'éprouvent ceux qui essayent de la suivre. Elle ne s'en doutait pas. Elle pensait que seul le défrichage était difficile : *« Tout ne m'est pas tombé tout cuit dans le bec ! »*.

Les erreurs techniques, ainsi que la distorsion progressive des concepts qu'elle observe chez ses élèves, achèvent de lui faire prendre conscience que la difficulté n'est pas que pour l'inventeur.

Au final, devant la demande générale et récurrente d'explications compréhensibles, elle fait des concessions. Elle s'évertue à expliquer ce qui n'est qu'un *« excès de vitesse de son intelligence »*. Mais ses explications, comme on le verra plus loin, sont souvent fausses et contribuent juste à égarer encore un peu plus ceux qui les écoutent. Ils repartent, au bout d'un mois de stage, avec l'impression d'avoir compris quelque chose. Le problème, c'est que ce quelque chose est différent d'un stagiaire à l'autre. Ce qu'on a appelé à une époque « mézièrisme », est en fait une authentique tour de Babel.

C'est ce qui a fait dire à certains que la seule personne à avoir jamais fait du Mézières, c'est... Mézières elle-même. Bien sûr, elle est responsable de cette anarchie qui caractérise sa mouvance. Qui d'autre peut l'être ?

L'ABSENCE D'ENSEIGNEMENT OFFICIEL

Mais gardons-nous de lui jeter la pierre.

La plus belle fille du monde ne peut donner que ce qu'elle a, et Mézières ne peut offrir que son talent remarquable de thérapeute, d'inventeur. Elle n'a rien d'une organisatrice. Elle est même le contraire d'une organisatrice. Les structures l'agacent et ce qui est planifié l'insupporte.

Vers la fin de sa vie, quand elle sent que l'absence de structure d'enseignement est dangereuse pour son œuvre, elle demande à l'un de ses collaborateurs de lui coucher par écrit un programme d'enseignement. Dans le manuscrit qu'il lui remet, après des semaines de travail, se trouvent consignées, dans les moindres détails, les mesures à prendre pour sauver ce qui peut l'être encore. C'est le soir, elle est fatiguée et lui demande de lire à voix haute. Il y a trente-deux pages mais il s'arrête à la sixième : pendant la lecture, elle n'a pas arrêté de secouer la tête et a fini par laisser tomber : « *Ça fait trop boîte.* »

Tout est là. L'enseignement structuré qui lui était proposé, et qui était le seul antidote possible aux enseignements sauvages qui se multipliaient, allait contre sa nature anticonformiste.

Pas de programme, pas de documents, pas de contrôle des connaissances, pas de diplôme, pas même d'émargement des présences aux cours, et bien sûr, pas de formation post-graduée : la méthode ne pouvait que disparaître.

L'ABSENCE D'ÉCRITS

Seule, la publication d'un livre de référence aurait pu éviter la tragédie qui allait suivre, inéluctablement. Mais elle a du mal à écrire.

En 1984, elle écrit à un ami : « *Je travaille toujours à mon livre, la substance n'en est guère aimable ; je crains qu'il ne soit terriblement ennuyeux étant donné qu'il faut décrire l'anatomie. La difficulté est qu'il s'adresse tant au profane qu'au corps médical...* ».

Alibi : la méthode est tellement vaste qu'elle ne sait par où commencer.

Qu'aurait été son livre si elle l'avait achevé ? Dans son œuvre, il y a un certain nombre d'idées-forces. Elle cherche à les exprimer avec un minimum de mots. Dans ses articles, chaque mot a un sens. Elle écrit d'abord un paragraphe, puis elle le reprend le lendemain : « *Non, ce n'est pas le mot idéal, toute cette phrase pourrait être résumée en un mot.* » Elle cherche jusqu'à ce qu'elle trouve le terme exact. De telle sorte que, même si ses phrases sont parfois longues, chaque mot y a une signification précise, irremplaçable. On doit presque décrypter ce qu'elle a écrit. Encore maintenant, il faut des heures pour lire ses articles aux phrases souvent lourdes, en cherchant tout ce qu'elle a mis derrière chaque mot.

Cette exactitude des termes fait que ses écrits ne seront jamais démodés. S'ils peuvent paraître indigestes aux profanes, médecins et kinésithérapeutes doivent les considérer comme des messages codés. En s'y plongeant, ils y trouvent des indications précieuses, des idées neuves. Pour chacun de ses ouvrages, il y a plusieurs niveaux de compréhension, ce qui fait qu'un praticien peut les relire régulièrement et qu'en fonction de son évolution, il y trouvera une substance différente, un sens qui, jusque-là, lui avait échappé.

De fait, elle produit peu. Son objectif n'est pas tant d'écrire que de trouver. Et si ensuite elle écrit, elle résume des années de recherche en un paragraphe ; le reste serait du délayage et elle déteste cela !

En fin de compte, pour connaître sa méthode, il faudrait se référer à ses articles et à ceux qui ont été publiés par d'autres de son vivant et qu'elle a entérinés en les préfaçant.

Or, depuis « Révolution en gymnastique orthopédique » qui date de 1949, elle n'a écrit que quelques articles et un opuscule : « Originalité de la méthode Mézières ». C'est peu. Les articles sont remarquables et le petit livre contient l'essentiel.

Mais aucun de ces écrits n'est disponible : épuisés, ils n'ont jamais été réédités.

Le livre dont elle parle dans sa lettre, est en fait une refonte de tous ses écrits. Elle y travaille jusqu'à la fin, mais il n'a jamais été publié[152]. Pourquoi ? Il aurait fallu qu'elle confie le manuscrit à un éditeur, à un homme d'argent qui, c'est sûr, aurait « *fait des affaires sur son dos* ».

Que cherche-t-elle ? Un philanthrope qui l'éditerait pour la beauté du geste et la grandeur de la science ? Absurde. Pas pour elle.

Elle n'aime pas l'argent, n'en a pas besoin et l'a pris en détestation pour ce qu'il transforme les hommes dans le mauvais sens. À ses yeux, un homme honnête se doit d'être impécunieux.

Le message de cette femme est tellement vrai, évidemment vrai, qu'il provoque, chez beaucoup, l'adhésion immédiate. Il eut été bien étonnant que des mercantiles n'y voient un créneau commercial. Elle le sait et c'est sa hantise. Mais à trop vouloir leur barrer la route, elle leur ouvre la porte. En grand.

Tous les grands mouvements de pensée marquent, plus ou moins, la société des hommes de leur empreinte. Et il est habituel que, dans le sillage de ces novateurs, d'autres prennent le relais en intégrant le substrat de l'invention comme marchepied pour une réflexion nouvelle. Ils citent leurs inspirateurs, qu'en général ils ont bien étudiés et la filiation coule de source.

Qu'auraient été Bruno Bettelheim ou Françoise Dolto sans Sigmund Freud !

Il en est ainsi de la lignée de Françoise Mézières. Mais dans ce cas, l'absence de référentiel écrit de l'orthodoxie de la méthode et de son enseignement a favorisé les distorsions.

Françoise Mézières a aiguisé les appétits scientifiques, rafraîchi les vocations et la soif d'apprendre. L'étonnante abondance des « techniques Mézières » est la conséquence positive de cet élan nouveau, le fruit d'un intérêt restauré. Lequel de ses élèves n'a pas eu la certitude, l'une ou l'autre fois, d'avoir aussi trouvé un concept

---

152. Son héritière, seule personne habilitée à faire éditer cet ouvrage après sa mort, ne l'a pas fait jusqu'à ce jour.

ou une technique révolutionnaire, quelque chose qui apporterait un plus incontestable à l'œuvre du maître ?

« Dans toute œuvre de génie, chacun reconnaît une idée personnelle inaboutie ». *Goethe*

Certains sont allés au bout de cette certitude et ont fait école. Et s'ils ont continué à se réclamer de Françoise Mézières, c'est probablement une manière de rendre à César ce qui lui revenait. Elle l'a bien mérité !

Mais force est de constater que certaines de ces écoles se servent de l'appellation « Mézières » comme d'un viatique pour un message qui n'a plus grand chose à voir avec celui du maître. Sous couvert d'ouverture d'esprit, il s'agit le plus souvent d'un cocktail d'ostéopathie mâtiné de psychologie de bazar et d'acupuncture. D'autres reprennent le concept de chaînes en faisant fi de la définition qu'en a donnée son inventeur. Ce qui les autorise à en inventer de nouvelles, fantaisistes.

Ainsi retrouve-t-on pêle-mêle : des chaînes myo-fasciales, des chaînes psychiques, des chaînes croisées, des chaînes d'ouverture, des chaînes de fermeture, des chaînes de façade et une chaîne cervico-thoraco-abdomino-pelvienne. Ce florilège est loin d'être exhaustif. C'est dire à quel point le concept de chaîne a séduit professionnels et profanes.

Tout le monde en parle, on les étire, on les renforce, on les multiplie, on les « stretch », on les flue, on les reprogramme.

« L'illusion la plus vaine et la plus nocive consiste à confondre la nouveauté et le progrès, ce qui bouge et ce qui monte. »

Gustave Thibon

Ce succès est plutôt sympathique. Ce qui l'est moins, c'est la volonté récurrente de dépouiller Mézières de cette invention. Ainsi peut-on lire, ici ou là, que Mézières « *a incontestablement fait progresser le concept de chaîne musculaire* ». Elle ne l'a pas fait progresser : elle l'a inventé. Et il est étrange de constater à quel point cela dérange.

Du fait de l'absence d'enseignement officiel, les jeunes kinésithérapeutes qui s'intéressent à son œuvre n'ont donc que la nébuleuse des écoles hybrides à se mettre sous la dent, celles-là même dont Mézières disait qu'elles étaient tenues par « *les plus cancres* ». Un désastre pour les kinésithérapeutes, une tragédie pour les malades.

Comme pour lui donner raison à titre posthume, l'un de ces enseignants déclarait récemment dans un entretien pour un journal de kinésithérapie[153] : « *Mais elle (Mézières) proposait seulement une chaîne postérieure qui incluait seulement quelques muscles faisant uniquement de l'extension. Les autres muscles étaient oubliés dans son organisation* ».

Ce type de contre-vérité relève vraisemblablement d'une connaissance pour le moins lacunaire de la méthode.

Comble de l'ironie, cette révision de l'histoire se fait avec la complicité posthume de la victime, puisqu'elle a délibérément organisé la carence de documents écrits.

« *On n'aime pas trop à voir ceux à qui l'on doit tant* »

Racine

Déclarer l'obsolescence du précurseur est souvent ressenti comme une nécessité par ceux qui prétendent faire mieux.

« *Mais si pour Mlle Mézières la cause de tous les problèmes était la chaîne musculaire postérieure et les blocages respiratoires en inspiration, nous avons depuis longtemps intégré dans nos bilans et traitements que les problèmes pouvaient également être*

153. *Profession kinésithérapeute, n°6 - janvier, février, mars 2005, page 22.*

dus aux chaînes musculaires antérieures ou croisées ou encore aux blocages respiratoires en expiration »[154].

Ne rien faire, c'est faire. Françoise Mézières a été l'artisan zélé de la disparition de son trésor.

Était-ce délibéré, conscient ? Il est probable que nul ne sera jamais en mesure de répondre avec certitude à cette question.

Se pouvait-il qu'il en soit autrement ? Vraisemblablement non. Sa prophétie ne pouvait que se réaliser : « *...c'est le sort de toutes les grandes inventions humaines : elles disparaissent avec leur inventeur et sont re-découvertes, des siècles plus tard, grâce aux écrits du même inventeur.* »

Ce qui ne l'empêche nullement de fustiger durement ceux qui utilisent ainsi son nom comme marchepied : « *Les uns voient dans ma méthode une source de profits à exploiter : trop nuls pour acquérir, par eux-mêmes, la moindre notoriété, elle leur est un tremplin utilisé pour promouvoir leur médiocrité. S'affirmant comme de savants chercheurs capables d'améliorer ma méthode, ils prétendent l'expliciter « scientifiquement », s'appuyant, pour ce faire, sur les philosophies thibétaine et chinoise et sur une psychologie douteuse.* »

PRESQUE RIEN

Au final, à la question : que reste-t-il ?

La réponse est terrible : RIEN.

Ou presque.

---

154. G. Bessou présidente de l'AMIK. - Postures et mouvements ou apport de la technique Mézières dans l'expression artistique et sportive. - 11ème Symposium Romand de Physiothérapie. 5 et 6 novembre 2004 à Lausanne.

Près de trente ans après la fin de la Deuxième Guerre mondiale, on a retrouvé sur des îles du Pacifique des pilotes japonais naufragés qui ne savaient pas que l'armistice était signé depuis longtemps et qui continuaient leur guerre.

De la même manière, on peut miser sur l'improbable existence de bons élèves de Mézières qui auraient, tout seuls dans leur coin, gardé le cap depuis une vingtaine d'années et conservé un bon niveau technique.

Mais il faut savoir que la difficulté de la méthode, son opacité, font que le travail prolongé d'un individu isolé est voué à la dérive[155].

Il n'y a que la dynamique d'un groupe qui autorise à espérer échapper à cette fatalité. Or, Mézières, après l'épisode de l'AMIK, n'a plus jamais voulu entendre parler de travail collégial.

LE CAS PARTICULIER DE LA RECONSTRUCTION POSTURALE®[156]

La Reconstruction Posturale ne représente qu'une des écoles de la période post-Mézières, et si elle a fait d'emblée le choix du changement de nom, c'est pour se laisser le loisir d'évoluer sans trahir.

Apparue en 1992, à la mort de Françoise Mézières, cette technologie[157] n'avait pour ambition, à ses débuts, que de transmettre de manière exhaustive tout ce qui avait pu être appréhendé de son vivant.

---

155. Raison pour laquelle les recertifications annuelles sont exigées pour pouvoir adhérer au Collège International des Praticiens de Reconstruction Posturale.

156. Afin qu'elle ne connaisse pas le même sort que la « méthode Mézières », l'appellation « Reconstruction Posturale » a été déposée à l'INPI le 25 août 1994, sous le N° 94533879.

157. www.reconst-posturale.com

Très tôt, l'interdisciplinarité qu'offre l'université fit faire des progrès considérables aux concepts initialisés par Françoise Mézières (allant parfois jusqu'à les infirmer) et aux techniques thérapeutiques. Près de dix ans après, la situation a tellement évolué que l'observateur extérieur ne détecte, dans la Reconstruction Posturale, que le vestige de ce que fut la méthode Mézières[158].

Méthode de rééducation à part entière la Reconstruction Posturale a, sans renier ses sources, acquis son identité conceptuelle et technique.

La réalité mécanique des chaînes musculaires, leur définition et leur description ont été reprises ad integrum dans ses concepts fondateurs.

Les différences entre la Reconstruction Posturale et son précurseur découlent de travaux d'électrophysiologie réalisés au CHU de Strasbourg. Ceux-ci ont clairement montré une implication du cerveau archaïque dans l'origine des dysmorphies, mais aussi dans le mode d'action des manœuvres thérapeutiques utilisées par les reconstructeurs.

On passe donc d'une méthode, celle de Mézières, de type plastique (le raccourcissement des chaînes), à une technologie de type neurologique.

Certes, nous naissons tous « beaux et bien faits », parangoniques. Par la suite, les rétractions que l'on observe, et qui se situent bien au niveau des chaînes décrites par Françoise Mézières, ne sont que consécutives à un dysfonctionnement de certaines zones du cerveau archaïque, reptilien. C'est cette partie du cerveau qui gère l'état de pré-contraction de nos muscles, ce qu'on appelle le tonus musculaire.

---

158. *Le présent ouvrage n'ayant pas vocation à détailler la Reconstruction Posturale, cela fera l'objet d'une publication ultérieure.*

Ainsi, en amont de la rétraction musculaire de Mézières, on retrouve une modification à la hausse de l'excitabilité musculaire dans les chaînes.

L'outil thérapeutique doit s'adapter : de la « contraction isométrique excentrique », que rien ne distingue du stretching, on passe à la **« sollicitation active inductrice » (SAI)**. Ce concept, propre à la Reconstruction Posturale, est basé sur une stratégie neurologique nouvelle. L'aggravation transitoire n'est plus une option comme chez Mézières.

Elle devient un passage obligé : **pas d'aggravation, pas de correction**[159] ! Ainsi passe-t-on de la « chasse aux compensations » chère à Françoise Mézières, à la « pêche aux réponses évoquées » de la Reconstruction Posturale. Quant à la correction, elle sera d'autant plus rapide que le thérapeute travaillera à distance de la zone à atteindre.

La douleur ne serait, comme le pensait Mézières, la conséquence de la déformation que tardivement : après plusieurs années de fonctionnement articulaire avec des rapports modifiés entre les os, l'usure et l'inflammation[160] s'installent. Mais, dans un premier temps, l'apparition des douleurs relève d'une incapacité à se déformer : les chaînes, systématiquement hypertoniques, utilisent la déformation comme moyen pour « trouver du mou ». C'est quand cette déformation ne peut pas être réalisée qu'intervient la douleur précoce[161].

---

159. À telle enseigne que l'on retrouve cette condition sine qua non dans la définition même d'une posture : Ensemble d'une ou de plusieurs manœuvres maintenues dans le temps et comportant obligatoirement une manœuvre aggravante (essentielle) et éventuellement une ou des manœuvres correctrices d'emblée (adjuvantes).

160. Il s'agit alors d'algies de type inflammatoire (rougeur, chaleur, tuméfaction ; soulagement au repos).

161. Elle est de type musculaire : elle s'exacerbe dans la deuxième partie de la nuit, et une activité prolongée l'estompe.

Ceci explique que les enfants qui développent une scoliose souffrent plutôt moins que leurs condisciples.

On ne souffre donc pas de nos déformations mais de l'impossibilité de se déformer.

À concepts nouveaux, techniques nouvelles : les manœuvres initialisées par Françoise Mézières ont été adaptées ou parfois prohibées[162]. D'autres voient le jour, nombreuses.

Il ne s'agit plus d'un stretching global mais d'une technologie thérapeutique dont on pense qu'elle agit sur certaines zones du cerveau archaïque. Pour l'observateur extérieur, ce qui est évident c'est qu'on n'étire rien.

La différence conceptuelle et les techniques nouvelles qu'elle engendre, optimisent clairement les résultats obtenus.

La Reconstruction Posturale a bénéficié dès sa création d'un enseignement de type universitaire, structuré et rigoureux. Il est relayé par un organisme de formation post-graduée, le Collège des praticiens de Reconstruction Posturale, dont les exigences incluent des examens annuels de recertification[163]. Pour un kinésithérapeute libéral, de telles conditions sont contraignantes voire dissuasives. Mais c'est là le prix à payer pour que les patients puissent bénéficier d'une garantie quant au niveau d'expertise des praticiens. En dépit du manque cruel de thérapeutes dans certaines régions, les reconstructeurs n'ont jamais pu se résoudre à adopter une posture clientéliste.

---

162. *C'est le cas pour l'appui actif de la tête dans le sol en décubitus dorsal. Cette technique a été identifiée comme pathogène (elle crée des pathologies). Idem pour le rentré systématique du menton qui s'avère désastreux en pratique.*

163. *Seuls les praticiens dûment recertifiés sont agréés par le Collège et figurent dans son annuaire (www.reconst-posturale.com).*

La découverte de Mézières s'inscrit incontestablement dans la catégorie des « imprévus inopinés », et la Reconstruction Posturale, n'en représente qu'un des prolongements.

Mais s'agit-il d'une déviance ou d'une continuation ?

Eu égard aux changements fondamentaux dans les concepts et les techniques, on peut considérer qu'il s'agit d'une déviance.

Mais on peut aussi conclure que la Reconstruction Posturale est une continuation de l'œuvre de Françoise Mézières si l'on admet que, à la manière de monsieur Jourdain, elle en faisait sans le savoir et expliquait tout autre chose.

LE POINT

Debussy, avec Pelléas et Mélisande, Stravinski avec Le Sacre du Printemps, les impressionnistes, Le Corbusier..., tous les créateurs qui ont apporté non pas une continuité, un approfondissement des œuvres précédentes, mais une rupture totale de style, de façon de concevoir, de penser, avec le passé, ont suscité à leur apparition des réactions violentes.

La méthode Mézières n'a pas fait exception. Les premières réactions à sa découverte n'ont été que défiance et exclusion. Outre le fait d'être une novatrice, elle avait contre elle d'être une femme et de ne pas être médecin. Elle allait à contre-courant des idées reçues... et n'avait aucun matériel à vendre.

« Un savant hématologue, écrivait-elle, *à qui l'on demandait comment étaient accueillies les découvertes dans les milieux médicaux, répondait que l'on commençait par dire : « Ce n'est pas scientifique ». Il faut donc, disait-il, prouver que c'est bien « scientifique ». Il continuait : « On alléguait alors que cela n'avait rien de nouveau, qu'on le savait déjà et que la technique ainsi élaborée ne différait en rien de ce qui était pratiqué depuis toujours. Il fallait donc prouver l'originalité de la découverte et de la technique qui en découlait ! »*

Tel fut le cas en ce qui concerne Françoise Mézières. La feinte ignorance et l'indifférence, le silence, furent l'arme utilisée contre elle durant des décennies.

Elle n'a commencé à être connue que vingt ans après sa découverte. Si les homéopathes s'adressèrent à elle, c'est parce qu'ils voyaient venir des malades améliorés. Sa renommée ne s'est établie que par les résultats sur les malades, sans autre publicité.

Puis, quand on comprit l'impact de sa méthode, certains praticiens plagièrent ses exercices, sans chercher à comprendre, en les ajoutant simplement à leurs techniques habituelles (pour eux, la méthode se résumait à « jambes en l'air et gros menton »). D'autres l'appliquèrent en la dénaturant, la pillèrent, l'intégrèrent dans l'arsenal thérapeutique préexistant, créèrent des écoles parallèles.

Une autre déviance a consisté à se prétendre autre chose que des mécaniciens du corps et à se muer en psychologues au petit pied qui ne veulent pas être catalogués comme de simples « étireurs de muscles ». Ils expliquent les échecs des praticiens orthodoxes par le fait qu'ils ignorent cette « approche globale ».

Mais c'est là une déformation du message de Françoise Mézières. Et même s'il est évident qu'il existe une intrication entre la posture, le schéma corporel et le psychisme, il n'est pas du ressort des kinésithérapeutes de mettre les patients sur le divan (le tapis suffit !). À chacun son métier.

Pour Françoise Mézières, se dire psychologue après avoir fait des études, était l'un de ses grands sujets d'amusement : « *On ne devient pas psychologue, on l'est ou on ne l'est pas,* disait-elle. *Seules deux catégories de personnes le sont : les enfants et les domestiques, parce que, réduits au silence, il ne leur reste qu'à observer. Les autres ne sont que des voyeurs et des mal baisés.* »

DEMAIN

Heureusement, les choses commencent à changer. Tous les patients auxquels la méthode a apporté ce qu'ils n'avaient pas trouvé ailleurs se sont mués en promoteurs de la méthode et le nom de Mézières est devenu, il y a fort longtemps déjà, synonyme de anti-mal de dos.

Il faut toutefois veiller à ne pas laisser enfermer la méthode dans des limites étroites. Françoise Mézières se plaignait de ce qu'elle était devenue une « poubelle à lombalgies » et que si on lui avait envoyé plus de scolioses elle aurait progressé beaucoup plus vite.

Avec la création de diplômes officiels, d'associations de praticiens respectueux du message de Françoise Mézières et soucieux de valider leurs résultats, on pourra, dans un avenir proche, et en dépit du caractère peu lucratif de cette pratique, trouver partout des praticiens chevronnés.

Mais, ne nous y trompons pas, l'art est difficile et il ne sera jamais un mouvement de masse.

Un jour, une délégation de la profession est venue trouver Françoise Mézières pour lui demander si elle acceptait que sa méthode soit désormais enseignée dans les écoles de kiné. Elle répondit : *« Oui, à condition qu'on arrête d'y enseigner tout le reste. »* Choqués, ils répondirent que nul ne peut prétendre détenir la vérité (un lieu commun comme Mézières les adorait). Elle rétorqua : *« Je vous demande bien pardon : la terre n'est pas plane. Elle tourne autour du soleil et non l'inverse. Les chaînes musculaires existent et se raccourcissent. Il ne faut donc pas les muscler. Il n'est qu'un seul muscle qu'il faudrait renforcer s'il existait, c'est le muscle anti-connerie. Je n'accepterai jamais qu'on enseigne ma méthode en même temps qu'un salmigondis de concepts et de techniques qui lui sont contraires. »*

QUE SERA L'AVENIR ?

Il reste un énorme champ d'investigations dans toutes sortes de disciplines, et toutes apporteront sans doute de nouvelles preuves de la véracité des principes énoncés par Françoise Mézières et confirmeront la justesse de sa méthode. Des vérifications objectives de ses résultats en endocrinologie, immunologie, neurologie, restent à réaliser.

La méthode n'est pas finie. Il y a même des raisons sérieuses de penser qu'elle n'en est qu'à ses débuts. Par exemple, la découverte de la chaîne antérieure du cou date des années 1980. Mais dans ce domaine, la plus grande prudence s'impose.

Mézières affirmait que la recherche se fait « du tapis vers les livres et pas le contraire » et mettait en garde ses suivants contre la tentation des spéculations intellectuelles. Les vérités qu'elle a mises à jour se sont imposées à elle, au tapis. Elle a su y être perméable et aller, ensuite, dans les livres, chercher à comprendre ce qui s'était passé. Inverser cette procédure, c'est courir le risque de partir dans les décors.

Cette démarche, qu'on a qualifiée d'empirique pour la dénigrer, était revendiquée par Mézières, car toutes les grandes inventions ont été, à l'origine, empiriques. Elle aimait à citer Claude Bernard qui, lors de son discours d'entrée au Collège de France en 1855, déclarait : « *...on pourra faire dans nos sciences deux sortes de découvertes : les unes prévues par le raisonnement ou indiquées par la théorie ; les autres, imprévues, sont des découvertes qui surgissent inopinément dans l'expérimentation, non plus en corollaire de la théorie et propres à la confirmer, mais toujours en dehors d'elle et par conséquent, lui étant contraire* ».

C'est la différence entre une évolution et une révolution. Mézières a apporté une authentique révolution en rééducation. Il n'y en avait jamais eu avant elle et il n'y en a plus eu depuis.

Mais, et c'est relativement nouveau, il n'est plus question, dans les années 2000, d'émettre des affirmations sans les étayer avec des études et des expérimentations dignes de ce nom. Dans le contexte de « l'evidence based practice » on ne peut plus se contenter de la conviction d'experts, ou des constructions fantaisistes de kinésithérapeutes qui se proclament « chaînistes ».

ÉPILOGUE

Depuis sa découverte, cette femme a été confrontée, sans cesse, à deux types de réactions. Certains l'ont rejetée, alors que d'autres n'ont vu, dans ses concepts novateurs, qu'un créneau commercial à exploiter.

Les rejets l'ont blessée et les tentatives de récupération l'ont exaspérée, l'amenant progressivement au plus terrible des paradoxes : elle a consacré toute sa vie à sa grave et séraphique mission : mettre au point un bijou unique dans l'histoire de la médecine.

Elle a lutté pied à pied pour le faire reconnaître par un corps médical qui n'en voulait rien savoir ; et, quand au soir d'une vie tourmentée, elle touche enfin au but, elle se bat, bec et ongles, pour qu'on la laisse seule avec sa découverte, pour que personne ne prenne soin de son bébé. Un peu comme ces capitaines qui, se sachant malades et condamnés, envoient par le fond leur navire trop aimé.

Il ne fait aucun doute que ce livre, parce qu'il contrarie le projet de sabordage de cette Mézières-là, n'aurait pas recueilli son assentiment.

Ce que nous espérons, c'est que l'autre Mézières, celle qui se déclarait « *fière d'avoir été à l'origine d'une de ces rares découvertes qui ne pourront jamais devenir nuisibles* », aurait approuvé la démarche et aimé le contenu.

Car, s'il est clair qu'elle ne pouvait proposer d'autre avenir que cette disparition programmée de son œuvre, il est d'autres acteurs pour lesquels cette idée était insupportable.

Insupportable qu'il ne soit personne pour raconter le personnage, insupportable qu'on ne puisse trouver AUCUN écrit de cette femme, insupportable que ce magnifique outil thérapeutique disparaisse corps et biens. L'enjeu, en terme de qualité de vie, est trop énorme et concerne trop d'individus, pour que quiconque se sente autorisé à confisquer ainsi ce qui, dorénavant, appartient à l'humanité toute entière.

Pour l'avoir beaucoup fréquentée, pour avoir beaucoup partagé avec elle (ses joies et ses peines), pour avoir tenté de la raconter un peu, nous avons acquis la certitude que la solide misanthropie qu'elle affichait, n'était que la devanture pudique de cette passionnée qui a passé sa vie à essayer de soigner les autres.

« Je pense que, dans ma salle quasi-monacale où je dialogue longuement avec mon patient, où j'établis patiemment le double dialogue du praticien avec le sujet, et du sujet avec son corps, voire même avec lui-même tout entier, je ne peux que contribuer, pour ma part, à une communication, à une communion avec les êtres. »[164]

Françoise Mézières

---

164. Propos rapporté par A. Lannes.

TABLE DES MATIÈRES

Achevé d'imprimer en septembre 2005
sur les presses de la Nouvelle Imprimerie Laballery
58500 Clamecy
Dépôt légal : septembre 2005
Numéro d'impression : 507145

Imprimé en France